［加］理查德·贝利沃
［加］丹尼斯·金格拉斯 　著

赵爱光　　　主译

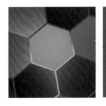

癌症预防

Prévenir le cancer

U0321867

世界图书出版公司

上海·西安·北京·广州

图书在版编目（CIP）数据

癌症预防 /（加）理查德·贝利沃，（加）丹尼斯·金格拉斯
著；赵爱光译. —上海：上海世界图书出版公司，2016.9
ISBN 978-7-5192-0824-0

Ⅰ.①癌… Ⅱ.①理… ②丹… ③赵… Ⅲ.①癌—预防 Ⅳ.①R73

中国版本图书馆CIP数据核字（2016）第120263号

Original title: Prévenir le cancer
Copyright © Les Éditions du Trécarré, 2014
All rights reserved
Current Chinese translation rights arranged through Divas International, Paris
巴黎迪法国际版权代理
(www. divas-books. com)

本版仅限在中国境内（不包括香港及澳门特别行政区和台湾）出版及标价销售。
未经许可之出口，视为违反著作权法，将受法律之制裁。

责任编辑：魏丽沪
责任校对：石佳达

癌症预防

［加］理查德·贝利沃　　［加］丹尼斯·金格拉斯　著
赵爱光　主译

上海世界图书出版公司 出版发行
上海市广中路88号
邮政编码　200083
上海新艺印刷有限公司印刷
如发现印装质量问题，请与印刷厂联系
质检科电话：021-56683130
各地新华书店经销

开本：787 × 960　1/16　印张：15.75　字数：210 000
2016年9月第1版　2016年9月第1次印刷
印数：1-5 000
ISBN 978-7-5192-0824-0/R · 365
图字：09-2014-1027号
定价：58.00元
http://www.wpcsh.com

译者名单

主　译　赵爱光

　　赵爱光，博士，上海中医药大学附属龙
华医院肿瘤科主任医师；上海中医药大学中
西医结合学科特聘教授；上海中医药大学中
西医结合临床专业博士研究生导师。主攻方
向为中西医结合防治消化系统恶性肿瘤。入
选上海市卫生系统优秀学科带头人等培养计
划，全国名老中医药专家传承办公室（邱佳
信工作室）负责人。

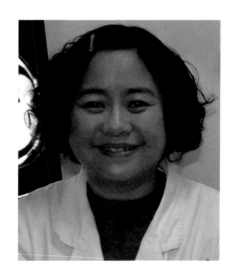

译　　者　（按姓氏笔画排序）

　　王　浩　朱莹杰　陈　彬　赵爱光

　　赵海磊　曹妮达

致　谢

感谢周晓红、金路安两位老师在本书翻译过程中给予的帮助！

作者另著有以下图书

理查德·贝利沃与丹尼斯·金格拉斯合著：

《科学事实助我们更好理解死亡》，Firefly Books，2012.

《吃得好，生活更好：健康日常指南》，McClelland & Stewart，2009.

《抗癌食物烹饪法》，McClelland & Stewart，2007.

《抗癌食物：通过饮食预防癌症》，McClelland & Stewart，2006.

理查德·贝利沃著：

《武士：优雅的战士》，Libre Expression，2012.

本书旨在向癌症宣战，因此封面灵感来自第二次世界大战期间著名的宣传海报——"我们能做到！"以示我们全力以赴打败癌症这个敌人的决心。

目　录

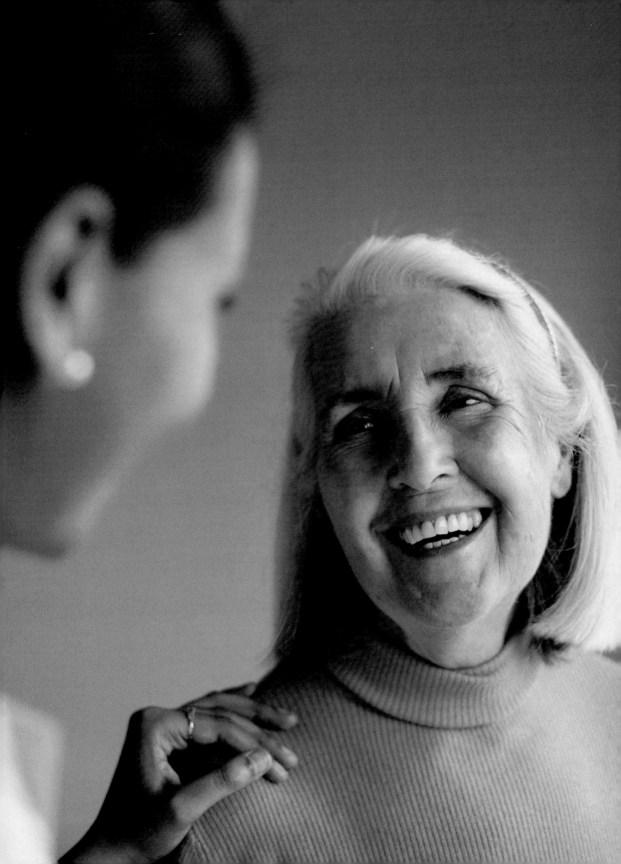

序　言

当今，在大多数工业化国家，癌症成为最主要的死因，它是我们生命中的某一阶段必须面对的最困难的折磨之一。癌症不仅威胁我们的生存，还带走我们亲密的人，剥夺我们与我们生命中举足轻重的家庭、朋友、同事共处的宝贵时光，我们对他们的美好回忆永远不能完全抹去他们过早逝去后留下的悲痛。癌症真可谓是21世纪的"死神"，这个神秘而可怕的疾病以其破坏性的潜力，使我们精疲力竭，并常常束手无策，无奈地接受死亡这个残忍而几乎无法避免的结局。

所幸的是，我们还不必对此感到完全无助：近年来医学研究获得了一个极其重要的发现，使我们了解到大多数癌症其实既非残酷的命运捉弄所致，也非老龄化引起的不可避免的结果，而是我们诸多生活方式日积月累带来的巨大影响使患病成了可能。过去10年里，铺天盖地的基础研究和人群研究报告显示，在工业化国家高发的几种癌症，其起因，都与西方的现代生活方式密切相关。癌细胞的发生发展可以由吸烟、肥胖、久坐及不良饮食结构等生活习惯直接所致。癌症明显依存于生活方式这一发现对抗癌来说是一个重大突破，换句话说，目前有约四分之三的癌症仅仅通过改变日常生活习惯，就可以降低发生率。鉴于癌症的复杂性，这一点带来的积极影响是任何治疗都不能比拟的。

尽管有着巨大潜能，癌症的预防却仍是诸多抗癌努力中最被忽视的一环。我们所在的社会，追求的是消费、舒适和短期利益，这在一定程度上与疾病预防是矛盾的，有时这样的生活方式

1

甚至与保持健康生活习惯完全相违背。因此，多数情况下，预防成为一种个人选择，人们开始意识到癌症的起因，于是决定改变习惯，以减少疾病发生的概率。

本书的目的在于向那些想要将命运掌握在自己手中的人们提供所需的工具。感谢世界癌症研究基金会和美国癌症学会等公共卫生机构的杰出工作，将预防癌症的措施总结归纳为包括戒烟、控制体重、体育锻炼、合理膳食，以及避免过度日光暴露等在内的十大主要建议。这些建议以数十年癌症研究的严格分析为基础，是我们可以用来减轻全社会癌症阴影的最佳武器，并首次为癌症患者愈后避免复发、延长生存年限提供切实可行的措施。

癌症是个令人畏惧的敌人，只有用上全部有效资源，预防和治疗并重，才能使我们在抗击癌症、减少病痛的战役中真正取得进步。

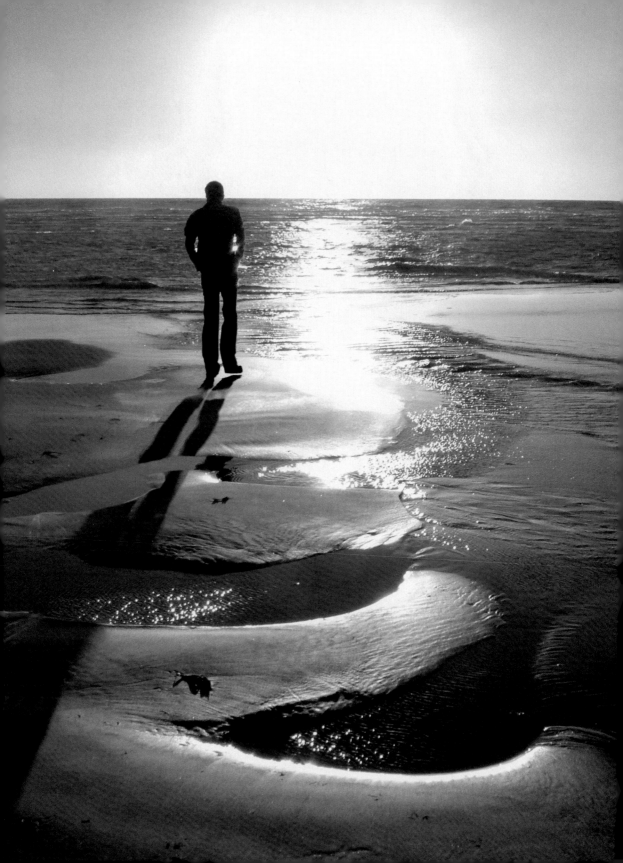

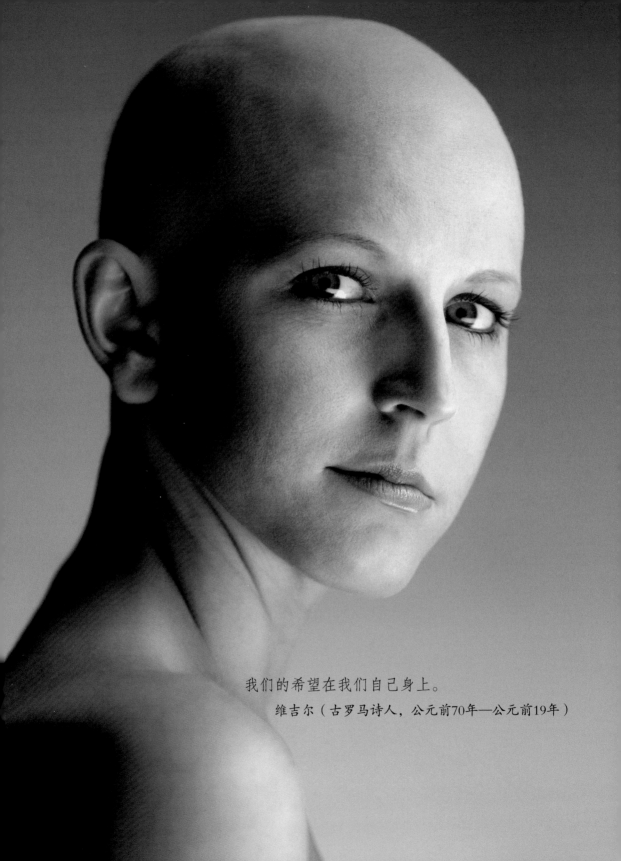

我们的希望在我们自己身上。

维吉尔（古罗马诗人，公元前70年—公元前19年）

第一章

一盎司的预防抵过一磅的治疗

在古希腊的悲剧中，剧中的人物总是面临一系列他们无力改变的可怕事件，就好像他们的人生故事已经被事先设定，仅凭他们自己是不可能逃脱厄运降临的。2 500年之后，关于厄运是命中注定的这种观念，依旧在影响着我们对于疾病的态度。现今工业化国家中三分之二的死亡是由心脏病、糖尿病和癌症造成的，因而患上这些疾病被视作是残酷的命运捉弄，或是我们无力控制的一些因素造成的。这种宿命论观点由于受到近年来基因组学发展的影响而变得更为确定：几乎每日都会有患某种疾病

的新基因被发现，以至于人们认为，我们在出生时就被预先设定了成年后会经受哪些健康问题的困扰。于是乎，有一个健康的身体成了一种幸运，是为那些"遗传博彩游戏"的胜利者预备的，而患病的人则常常是厄运的受害者。

将生命中的那些不幸事件完全归结于运气或者是先天遗传决定，不仅令人泄气，而且是不正确的。除了极少数的情况，比如儿童肿瘤或者某些严重的遗传疾病，我们的体质、我们的兴趣和我们的才能，都不是完全由先天决定的。近些年来较为突出的研究成果清楚地显

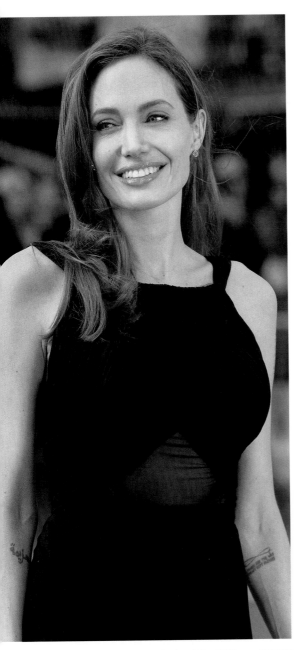

示，某些基因可以使我们倾向于患肥胖症或罹患癌症，但是这些基因仅仅是我们患上这些疾病的因素之一。所以，遗传倾向是真实存在的，但是它还受到许许多多外部因素的显著影响。一个明显的例子就是被认为是造成慢性粒细胞白血病的BCR–ABL癌基因。这种罕见的白血病仅发生在小部分人群中，但是这个癌基因却能在三分之一的健康成年人中找到，而其中绝大多数的人却不会患这种疾病。我们生命中最令人兴奋和最困难的事情都不是事先就定了的，而主要是因为我们生活中做出的选择，影响了我们体内的基因和外部环境的相互作用，由此而决定了我们患某种严重慢性病的风险。

癌症——一号公敌

当我们试图找出一种疾病，其起因常常可以归咎于超过我们所能控制的外部因素，但在绝大多数情况下却是我们自己的生活方式和习惯带来的后果，那么也许癌症就是一个最好的例子。由于癌症给我们造成沉重的负担，所以通常

∧ 演员、导演兼亲善大使安吉丽娜·朱莉，癌基因BRCA1突变基因携带者

我们一谈到癌症就想到这是一种致命的疾病。例如在加拿大，就像在其他一些工业化国家一样，癌症已经取代心脏疾病成为人们的主要死亡原因，而且占到当前每年所有死亡人数的大约三分之一，主要是由于吸烟引起的肺癌，以及发生在结肠、乳腺、前列腺和白细胞（淋巴瘤）的癌症（图1-1）。

癌症的高致死率反映出有效治疗上的难度，特别是诊断为晚期的患者，治疗更是困难。这是因为一旦发展到疾病晚期，癌细胞便成为极度异常的细胞，表现为细胞的代谢需要从极高转为极低，以适应它们无休止地生长。另外，

细胞的染色体数量和完整性也呈现出完全混乱、异常的状态。晚期癌症细胞还存在着广泛的基因损伤，包括数十个甚至上百个异常的基因修饰，使得这些异常基因难以维持稳定（图1-2）。最新的癌症治疗的进展使得死亡率稍有下降，但是对于要治疗这样一种细胞异常状态如此严重的疾病，仍然是一项非常困难的任务，并且结果难料。虽然我们必须坚持研究新的癌症治疗药物，但是我们也必须要现实地意识到，癌症治疗有其有限性，仅凭治疗而要想达到癌症死亡率的显著下降是不太可能的。正像以前防治传染性疾病和心脏病一样，我

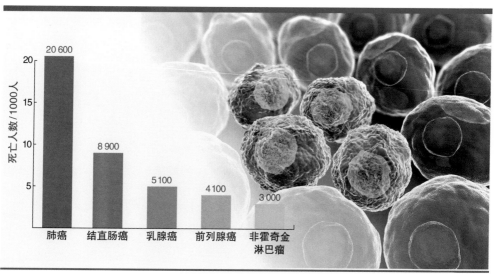

图1-1　加拿大各类癌症的死亡率

们唯有通过预防才能在抗击癌症的战斗中成功，取得真正的进展。

偷渡客

由于人类是各种动物中最容易发生癌症的物种之一，对癌症采取预防措施就显得格外重要。例如，当癌症仅发生于2%的大猩猩时，却有高达世界人口三分之一的人类会发生癌症，而在一些工业化国家，这个比例则更高，例如在加拿大，46%的男性和41%的女性会受癌症影响。这种生来易患癌症的情况可以部分解释为：构成人体的100万亿个细胞都是由一个受精卵经过令人眩晕的细胞分裂次数而形成的。在每一次的细胞分裂中，细胞都要复制胞核DNA中所有30亿个序列。这项艰巨的任务

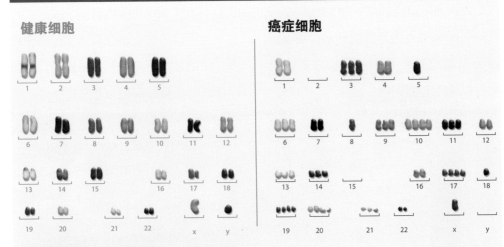

染色体排列有序和紊乱

癌症细胞显示在细胞染色体的数量和完整性方面都有明显异常，呈现出异倍体的特征。与正常健康细胞的23对染色体不同的是，癌症细胞可以出现60条，甚至有时候90条染色体。

在这些染色体中，有些是多倍体，而另外的一些则恰恰相反，呈现出染色体缺失或含有其他染色体的片段（染色体易位）。

图1-2　健康细胞与癌症细胞在染色体核型上的区别

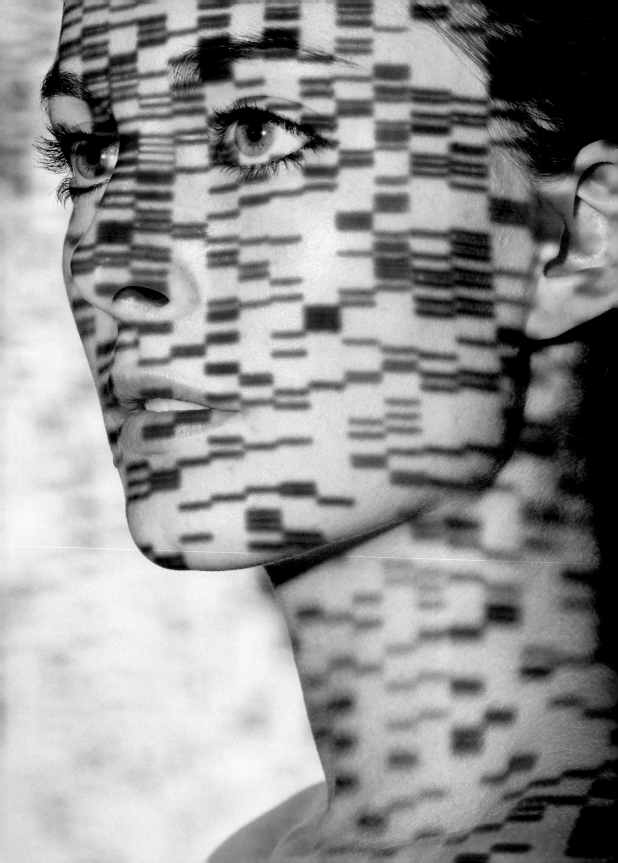

不可避免地会造成一些对细胞整体平衡至关重要的某些特定基因自发性的错误或突变。人体每日要产生约100万个突变细胞，所有这些细胞都有可能会成为癌细胞。所以，尽管癌症通常发生在成年期，但是许许多多的细胞突变在我们生命的早期即有发生，从胚胎产生到我们发育成熟都有（图1-3）。即使是所谓完全一样的双胞胎，具有完全一样的基因，但是由于在胚胎发育阶段起就开始累积基因突变，所以成年后在许多方面有遗传差异。

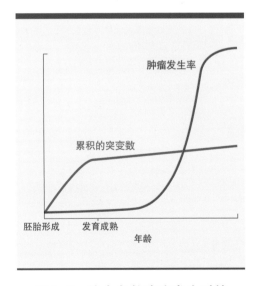

图1-3　绝大多数癌症发生时的
细胞基因突变累积情况

源自DeGregori, 2013.

这些突变意味着我们每个人，即使是健康人的身体都有着大量的异常细胞，并在某些情况下，会发展成为显微镜下可发现的肿瘤（表1-1）。例如，在40多岁的女性中，50%可以发现有乳房组织中的癌前病变；这其中39%的病例其实已经发展到癌的阶段。这一比例远高于在这一年龄段中的乳腺癌发生率（为15%）。胰腺癌也是如此：人群中有74%的人有胰腺细胞的癌前异常情况，但是人群中最终仅有1.4%的人患上这种凶险的肿瘤。在显微镜下未能发现的众多病变的存在概率，往往几倍地高于人群中实际发生的癌症发病率，这一点提示：其实我们身体里面都有肿瘤，但是在大多数情况下它们呈隐藏的、肉眼无法发现的状态，就像"偷渡客"那样，伴随我们终身而并不暴露它们自己。换句话说，从生理学的角度来看，我们生来都有患上癌症的倾向，但是更为关键的是，我们也都生来有能力预防癌症的发生。

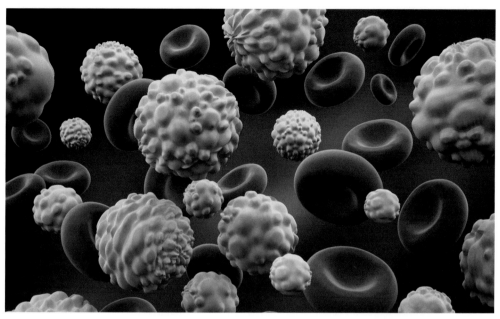

表1-1　在众多健康人群中发生的一些潜在的肿瘤现象

身体部位	潜在肿瘤现象	身体部位	潜在肿瘤现象
乳房	年龄在40~50岁的妇女，其中39%可检查出有乳腺肿瘤	胰腺	在74%的人群中可以检测到有癌前病变
前列腺	年龄在40~50岁的男性，其中40%可以检查出有前列腺肿瘤	甲状腺	几乎所有人都能发现有甲状腺肿瘤
结肠	到70岁时，42%的人有癌前的结肠腺瘤	血液 （淋巴细胞）	TEL-AML1和AML1-ET0的易位突变（是某些类型的白血病的疾病特征）在新生儿血液细胞中的发生率是最终发展为这些白血病的100倍
皮肤	在所有人群中，有4%的人其皮肤角质细胞带有肿瘤抑制基因p53的突变		
肺脏	肺癌在人群中的发生率为1%。在尸体活检中则有高达20%的肺癌（并非为该例患者的死因）被发现		每三个健康成人中就有一人被检测出带有对慢性髓性白血病发病起主要作用的BCR-ABL易位

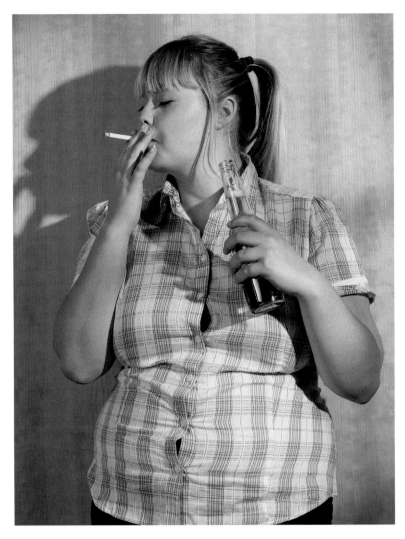

种子不良，土壤肥沃

为何许多自发形成的癌前病变在某个个体保持稳定，而在另一个人身上却发展为癌症呢？一些我们无法改变的因素如衰老和遗传等，常常被认为是决定癌症发生的主要原因。然而事实上，它们对癌症发生的影响可能比我们以为的要小得多。

并非只是坏运气决定的

当前癌症的高发病率经常被认为是对过去一个世纪里人们预期寿命延长的代价。然而由于一些癌症在所有年龄段人群中的发生率都升高了，清楚地说明了寿命的延长并不是发病率增高这个方程式中的唯一因素。例如，在过去的40年中，食管癌在所有年龄段的人群中，发病率增加了6倍多，已经成为发病率增加最为快速的癌症之一（图1-4）。

遗传对肿瘤发病率的影响比我们预想的要小得多，这一点已经被对低龄收养儿童的癌症风险观察结果所证实。这些低龄儿童的生身父母或领养父母中有一方在50岁之前因癌症原因而死亡。观察结果发现，养父母中的一位因癌症而死亡使所收养的儿童患癌症的风险大大提高（500%），这一比例远高于生身父母中一位患癌症而使收养的儿童患癌症的风险（20%）（图1-5）。这些儿童从他们的生身父母那里遗传了基因，但是他们的生活方式来自他们的养父母，提示生活方式这一因素在癌症的发展上起主要作用。

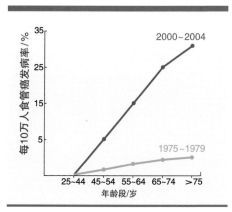

图1-4　不同年龄段食管癌
发病率增加情况

源自Brown，2008.

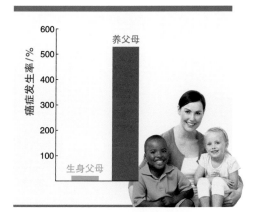

图1-5　父母对领养儿童癌症
发生率的影响

源自Sorensen，1988.

好几项研究结果都表明，正是伴随着工业化产生的人们生活方式的巨变，在为癌前病变向癌症发生提供最佳条件中发挥了关键作用。例如，我们的代谢早已习惯蔬果类为主的饮食，即较低的热量、较高的植物纤维、较多的抗氧化和抗炎化合物。然而现在的饮食习惯却正好相反，以含有过多糖和脂肪的高热量食物为主，而缺少来自植物蔬果类的有益物质。这样饮食习惯的结果是，目前工业化国家中三分之二的居民体重超

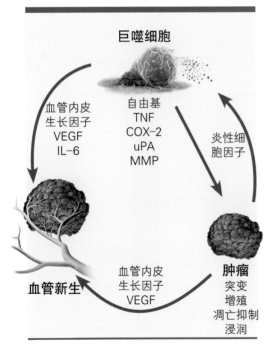

巨噬细胞

血管内皮
生长因子
VEGF
IL-6

自由基
TNF
COX-2
uPA
MMP

炎性细
胞因子

血管新生

血管内皮
生长因子
VEGF

肿瘤
突变
增殖
凋亡抑制
浸润

图1-6　慢性炎症和癌症风险增加

重。更糟的是，由于技术进步导致大多数人采取了以往从未有过的、以坐为主的生活方式，使得身体中能量消耗急剧减少，更加促使了体内的脂肪堆积。这种生活方式有利于癌症的发展，因为不健康的饮食习惯、体重超重和过度以坐为主的生活方式都会使得我们体内容易发生慢性炎症，破坏内环境平衡，从而对我们体内的癌前细胞形成起到了意想不到的促进作用，导致癌症细胞的发展。

从历史上看，炎症一般被认为就是我们可见的伤口处红、肿、热、痛的感觉（古罗马医生用"*calor, dolor, rubor, tumor*"等词汇进行描述）。然而慢性炎症则表现得更为隐匿，其形成过程中没有外部体征，但却会严重影响体内平衡。例如，由于肥胖和长久坐着的生活方式形成的慢性炎症，会增加含氮氧自由基产生，从而造成DNA损伤，破坏遗传物质结构的稳定性。这些自由基和位于肿瘤细胞附近的炎症细胞所分泌的因子还能够干扰那些肿瘤抑制基因（如p45）的功能，并在细胞分裂时破坏体内极为精密的DNA修复机制。与此同时，炎症细胞还会偷偷发出信号以

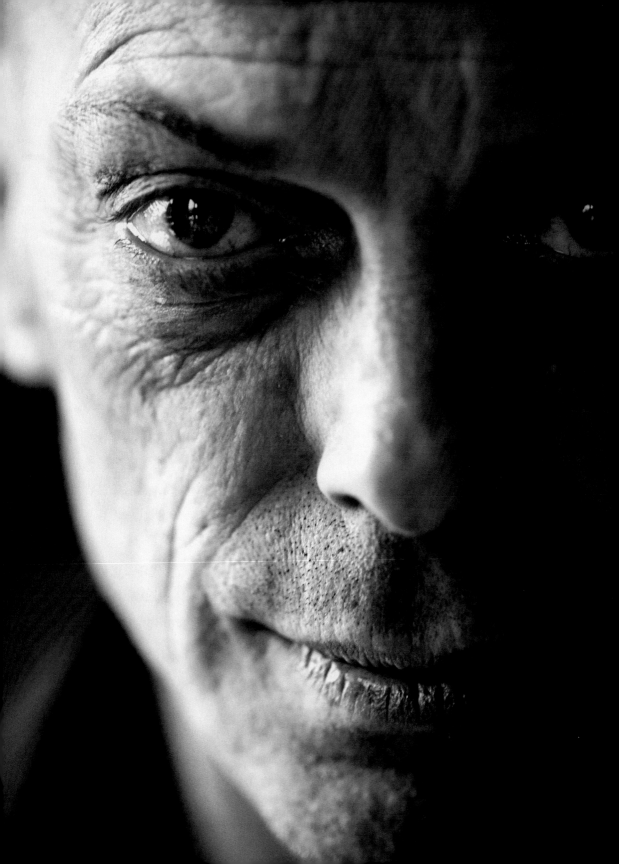

促进肿瘤周围的血管新生，从而为肿瘤生长提供需要的氧气和营养物质（图1-6）。换言之，不论是不良饮食习惯，还是过度肥胖或缺乏体力活动所造成的慢性炎症，终将改变体内的环境，使其有利于已有基因突变或表观修饰改变的癌前细胞发展为癌症。

癌症就好比一颗危险的种子，它深埋在我们每个人的体内，但是它只有找到肥沃的土壤，那里有它生长所需要的全部物质，它才能茁壮成长。这就是我们目前在肿瘤治疗领域所遇到的最大的矛盾：我们一方面对癌症心生恐惧，想尽一切办法阻止癌前病变发展为失控的癌症；另一方面我们的生活方式却提供给癌前细胞适宜的环境，使得它们更易于发挥它们破坏力的极限。

"入乡随俗"的癌症

没有什么比那些移居到西方国家的移民中，某些癌症的发病率奇高更能说明：西方国家人们的生活方式对癌症发生的有害影响。例如，生活在中国、日本、韩国和菲律宾的女性是世界上乳腺癌发病率最低的人群之一，但是当这些地区的女性移居北美后，她们中乳腺癌的发病率上升到原先的4倍（图1-7）。这种患病率上升是她们接受北美生活方式的一个直接后果，体现在高热量、低蔬果类的饮食、过度采用以坐为主的工作习惯和体重的显著增长。这种生活方式的影响使得第三代移民女性

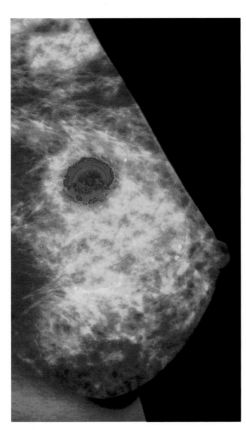

∧ 乳腺肿瘤

的乳腺癌发病率已经接近在美国出生的女性的发病率。

由于北美的生活方式对全世界的不断影响，最近几年中，即使在她们本国，亚洲女性的乳腺癌发病风险也在显著增加。例如在10年中，韩国的浸润性乳腺癌发病率增加了1倍多，而乳腺的原位肿瘤（一种发生在乳腺导管壁的早期癌症）的发病率在同时期增加了6倍（图1-8）。这种仅由于生活方式的改变而使癌症的发病率以惊人的速度增加的事实表明：我们的日常生活习惯，不管是经常暴露在致癌物质前（烟草、酒精、紫外线照射）、体重超重、体力活动减少，还是饮食习惯的改变，都会影响到那些显微镜下肿瘤细胞的异常基因的功能，从而会"唤醒"这些潜藏的肿瘤，使它们加速向进展期肿瘤的方向发展。

科学家们也通过观察那些携带有缺陷基因的肿瘤易发人群的发病情况，来研究基因与生活习惯改变之间的相互

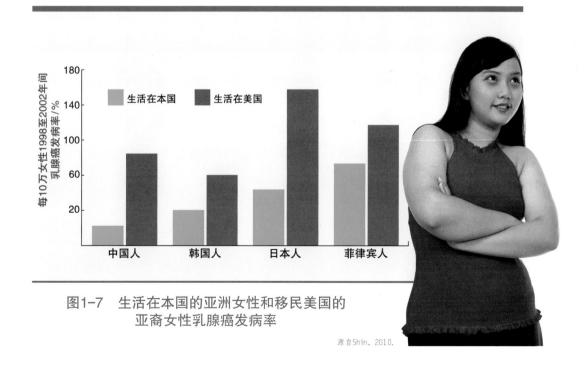

图1-7　生活在本国的亚洲女性和移民美国的
　　　　亚裔女性乳腺癌发病率

源自Shin，2010.

作用。例如，对于天生有BRCA1基因突变的女性，她们有较高的患乳腺癌的风险，但是在目前，这种患乳腺癌的风险是21世纪初时的3倍多。这种增高的风险是当前的饮食习惯中过多热量，以及越来越多的人体重显著增加的结果。基于在对携带另外一个基因突变（BRCA2）的人群患乳腺癌风险增加的研究中观察到相同的结果，我们能够得出这样的结论：即使存在严重的基因易感性从而会促使癌症的发展，但我们当前的现代生活方式对于是否患病却发挥着最重要的影响。

驯服癌症

因此，我们对目前治疗癌症的方法必须完全重新思考：发展为晚期的、临床上可检测出的癌症其实是一种异体，其形态与大半辈子生活在人体内的真正的癌症有很大差异。在我们人的一生中，一个肿瘤细胞极不可能仅凭凑巧就获得其发展为肿瘤所需的全部突变基因。要想达到肿瘤的成熟阶段，一个肿瘤必须要依赖周围环境的支持，以及依赖在正常情况下阻止它获得发展所需的那个抗癌环境的改变。

（下转第20页）

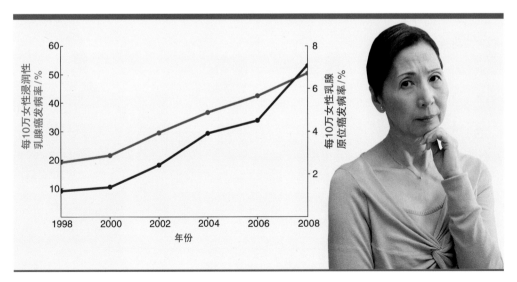

图1-8 韩国每年的乳腺癌发病率

源自Jung, 2011.

为什么鼹鼠不得癌症?

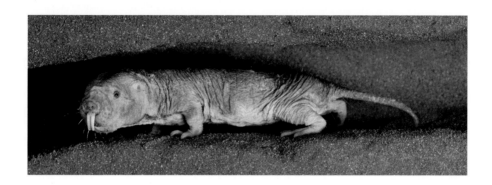

裸鼹鼠是一种非常特殊的非洲啮齿类动物,它有着令人不安的外表,以及类似于蚂蚁或蜜蜂等昆虫的社会性生活方式。然而最令人感到惊奇的却是鼹鼠能够活非常长的时间,并保持非常好的健康状态。像它这样大小的其他啮齿类动物通常只能活4~5年,而鼹鼠却能够活近30年,相当于人类活600年。鼹鼠的这一超乎寻常的长寿现象,在于这种动物体内对一些与衰老相关的主要疾病,包括癌症,有天生的抗病能力。

鼹鼠可完全免于患癌症似乎应该归功于它的皮肤极具弹性,这是鼹鼠为了在地底下挖好的坑道内寻找树根和块茎等食物而快速行动所做的生理性适应。成纤维细胞——实质细胞周围的结缔组织细胞,能够分泌一种特殊的物质称为透明质酸,这是一种黏稠的物质,能够将细胞"焊接"在一起,形成一种"胶冻"状的结构,使得皮肤非常具有弹性。由于细胞周围的结缔组织是癌症细胞突破并植入机体组织的第一道障碍,透明质酸能创造出一种抵制肿瘤的生长环境。即使是将非常具有浸润性的癌症细胞注射入鼹鼠体内,这些癌症细胞也不能顺利植入机体,并且很快被清除掉了。鼹鼠展示了生物体内天然防御机制能够影响患癌症风险的程度。

在一些动物中,这个抗癌环境非常稳定,以至于能完全成功阻止任何形式的肿瘤发生。显而易见,人类做不到这一点,但是我们的防御系统仍然足以有效地推迟癌前细胞的进展,并且极大地延迟癌症的发展进程。在这一发展进程中,一个异常细胞必须要克服许许多多障碍,才能达到一定的能力,去侵犯那个为它提供多年庇护的内脏器官（图1-9）。

因此,为了预防癌症,我们需要充分利用癌症未明显进展的这段较长的时间段来"驯服"癌症,让患者带瘤生存,并确保由数以千计的细胞所组成的镜下癌前病变免于发生许多突变而成为完全的癌症。已知乳腺癌需要 9 个突变,结肠癌需要 11 个突变,前列腺癌需要 12 个突变。保持健康的生活方式的人可以使得那些镜下肿瘤失去一些它们生长所必需的物质,从而使那些肿瘤稳定在潜伏的状态。另一方面,反复接触致癌物质（烟草、酒精、紫外线）和因不良生活方式而形成的慢性炎症环境,会促使那些微小的肿瘤发展成为拥有数百万个

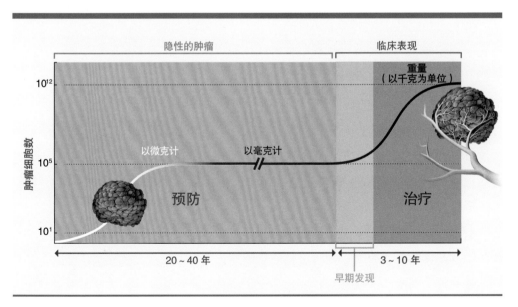

图1-9 肿瘤的临床可检出率

源自Almog, 2013.

"查出逃犯"

近些年来，在癌症研究领域最为鼓舞人心的进展之一，就是发明了可信度不断增高的检测方法，可以检测出那些早期的、能够躲过人体内疾病防御系统的癌症。当今的抗癌治疗对于早期小的肿瘤有效的多，因此早期发现癌症已经显著地改善了一些癌症患者的预后，正如在一些西方国家结直肠癌的死亡率显著下降，得益于结肠镜普查计划的成功。对于乳腺癌和前列腺癌而言，早期普查的益处却不那么确定，因为许多肿瘤在早期被检测出时实际上属于良性肿瘤，可能在患者的一生中也并不会进一步发展，即使这些肿瘤未被检测出，也不会发展成为威胁患者生命的癌症，但由于对这些癌症进行治疗后给患者带来相关的生活质量明显下降却成了一个问题。然而尽管存在大规模癌症筛查手段带来的过度诊断和过度治疗的风险，尽可能地早期发现癌症仍然被视为目前治疗癌症可选的最佳方法。对处于癌症风险中的人群而言，参加癌症筛查是非常重要的。此外，有一点我们都必须理解，就是肿瘤的"早发现"仅仅是对癌症预防方案的一个补充。可被检测出的肿瘤其实早已存在几百万大量突变的不稳定细胞，这些突变会导致细胞进化为分化成熟的癌细胞或化疗抵抗细胞。积极的治疗有可能会消除这些肿瘤，但是这样的干预不会自然而然地成功。更好的方案仍然是预防癌症，在其增长到可为现有技术探知的尺寸之前就从源头上阻断癌症发展。

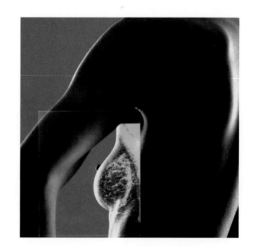

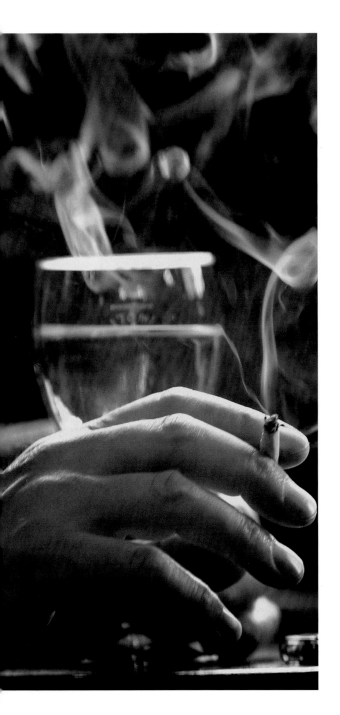

癌症细胞的团块。这个概念并不只是抽象的或理论上的。例如，尽管日本男性前列腺微癌的发生率与西方国家男性的发生率相似，但是这些癌前病变在日本男性身上却发展得慢得多，以至于日本男性前列腺患者出现与癌症相关的临床症状和死亡率是北美洲的男性患者十分之一。然而近年来，由于日本人多采取了西方的生活方式，这种发病率上的差异却又明显地减少了。因此，癌症的预防并不一定单指预防癌症不在人体内出现，更是指足够长久地延迟癌症的进展，阻止它在人的80年或90年的生命周期内发展成为完全的癌症。因为虽然癌前病变是良性的，但是它们却能迅速发展造成病情逆转：一个已经突破体内防御系统的癌组织通常带有数以千计的突变细胞，它们高度不可预测的行为会对人体造成严重的威胁。利用扫描技术可以尽可能快地检测到这些肿瘤。这对于提高治愈癌症的可能性就显得十分重要。

预防癌症

因而我们完全没有理由谈"癌"色变。相反，在癌症预防方面倒有很大的潜力可以挖掘：据估计，仅有约25%的癌症是由随机突变单独引起的（图1-10）。若我们能在预防层面花更多努力，不遗余力地加强癌症的预防及早期筛查，在未来几十年癌症的致死率必将显著降低。

近年来的研究发现，制定出一些主要措施用以显著降低癌症发病风险是可行的，尤其针对在工业化国家发病率特别高的肺癌、乳房癌、大肠癌以及前列腺癌。如此看来，癌症的预防也不再是镜花水月。第一步就是减少有毒物质的接触（如香烟烟雾，酒精和紫外线），这些物质都有能力直接攻击DNA，引发过量异常，增加引起控制细胞生长的关键基因突变的风险。一些器官反复暴

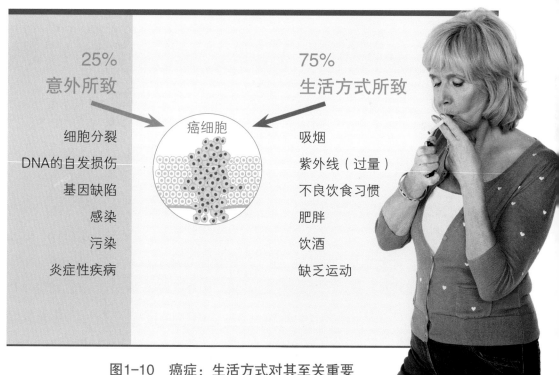

图1-10　癌症：生活方式对其至关重要

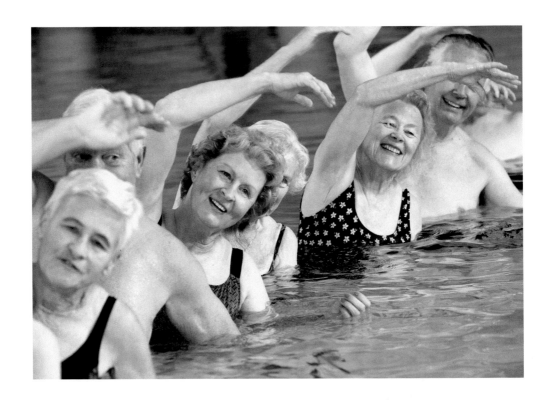

露、接触这些致癌物之下（肺接触烟草，口腔接触酒精，皮肤接触紫外线）会加速细胞恶变。有这类生活习惯的人群患这些癌症的风险的增长（10～40倍）就证明了这一点。

尽管如此，大多数人并不吸烟，他们适量饮酒，不将自己暴露于不必要的阳光下，但其中的许多人依然为癌症所累，这是因为他们其他的生活习惯与癌细胞的生存环境息息相关。在这方面，

许多研究已经清楚地表明，以下三种广泛见于工业化国家的生活方式导致了当地人癌症发病率的升高：①体内脂肪积累过多，特别是当脂肪高于一定的阈值导致肥胖之时；②不良饮食习惯，主要是食用高热量食品，缺乏足够的纤维素、矿物质和以植物为基础的植物营养素、化合物；③现代社会，我们整日久坐。这是随着自动化和技术进步带来的附加损害。

由于一些公共卫生机构，特别是世界癌症研究基金会和美国癌症协会的杰出工作，目前我们将癌症预防知识归纳为"十大建议"（表1-2）。

以上建议是由权威的癌症专家通过几十万项研究后做出的严格评估，是近几十年来癌症研究中最重要的成就之一。本书的主要目的是用简单的方式解释这些建议背后的科学发现，以便于读者更好地理解。读者一方面可以认识到每一个生活习惯对癌症风险的影响程度，另一方面也将意识到，为了降低患癌风险，他们必须对某些生活方式做出改变。这种对预防措施的强调是极其重要的，因为在西方文化中"预防"向来得不到重视，他们看重短期利益而非长期回报，此外，"预防"往往与跨国公司的经济利益背道而驰，无论产品是烟草、碳酸饮料抑或是那些过度加工后基本营养所剩无几的食物，作

为生产商的跨国公司都只会竭尽所能来提升其销量，却对它们会对人体健康带来的负面影响漠不关心（表1-3）。

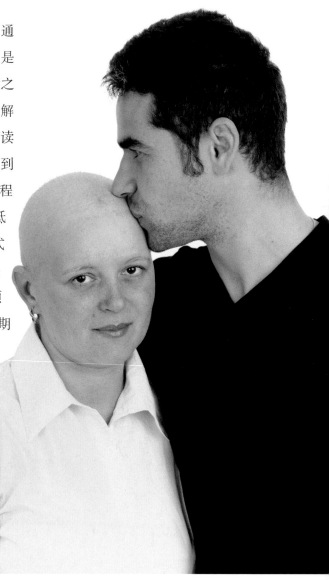

表1-2　防癌十大建议

	序号	建　议	主要相关癌症
	1	戒烟。任何烟草都有损健康。	肺癌 胆囊癌 胰腺癌
	2	尽可能变苗条，控制BMI指数处于21~23。避免饮用碳酸饮料，并尽可能限制摄入高糖高脂的"能量密集"食物。	结肠癌 乳腺癌 子宫内膜癌
	3	限制红肉（牛肉、羊肉、猪肉）的摄入量，每周约500克，代之以鱼、蛋或植物蛋白质。	结肠癌 乳腺癌 胰腺癌
	4	多吃各种水果、蔬菜和豆类，以及粗粮。这些食物应占一餐食物的三分之二。	所有癌症
	5	每日至少进行30分钟体育锻炼。	结肠癌 乳腺癌

	序号	建　议	主要相关癌症
	6	限制每日饮酒量。男性2杯，女性1杯。	口腔癌 乳腺癌
	7	限制盐加工及高盐食品的摄入。	胃癌
	8	保护皮肤，避免暴露于不必要的光照下。当没有遮阴时，需穿着保护性衣物或涂抹防晒霜。	皮肤癌
	9	不要使用营养补充剂来预防癌症。研究清楚表明，不同食物组合的协同效应对降低癌症风险的作用远优于营养补充剂。	所有癌症
	10	癌症幸存者应严格遵从所有上述建议。	所有癌症

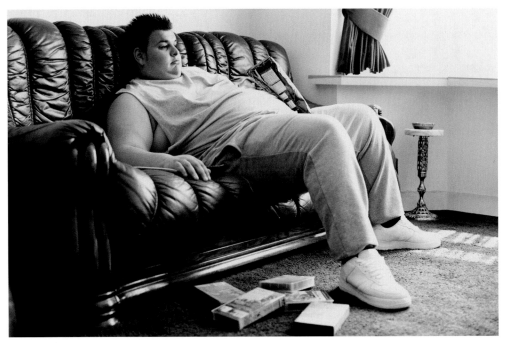

表1-3　癌症预防的"拦路虎"

- 成功往往是看不见的。
- 缺少惊喜会让这种预防变得了无乐趣。
- 统计所得的"平均寿命"并不能激励人们开始预防癌症。
- 预防的益处要很久才显现，然而人们却期望在短时间内就能看到获益之处。

- 行为改变是一个长期的过程，也就是说，需要永久坚持。
- 尽管可以避免，人们还是愿意承担患癌的风险。
- 商业利益与癌症预防水火不容。
- 有些预防建议会与个人、宗教或文化的信仰、价值观相冲突。

源自Fineberg, 2013.

近年来，我们对遵循这些建议后所带来的积极影响做了研究，其结果是格外显著的。例如，最近有一项关于更年期妇女的研究表明，遵从五条以上这些建议的妇女，患浸润型乳腺癌的风险降低了60%（图1-11）。关于乳腺癌幸存者及男性前列腺癌患者的报道中也有类似的结果。这些建议对癌症致死率的影响由此可见一斑。

对于这些发现，我们必须物尽其用，势在必行，如此才能扭转目前（癌症风险高的）趋势并最终使抗癌之战收获捷报。而且，在下面的章节中我们将了解到，这些预防措施远没有想象的那么复杂。

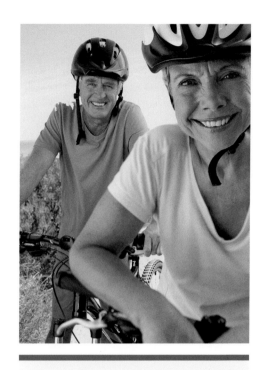

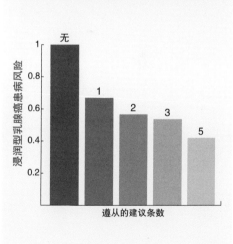

图1-11　遵从世界癌症研究基金会建议后，乳腺癌风险降低示意图

源自Hastert，2013.

戒烟易如反掌，我每日戒烟二十次。

奥斯卡·王尔德（1854—1900年）

第二章

烟草：掩护癌症的烟幕

建议

　　戒烟

源自：美国癌症协会

　　大多数的文化中，"烟"一直是神圣的，象征着灵魂上升到天空与神沟通，可以使我们或尊重死者，或洗涤并保护生灵。在美国土著的传统中，这些烟雾缭绕的仪式至关重要。尤其在那些燃烧烟草的仪式中，烟草被看做是存在于宇宙之初创造之物中的神圣植物。

　　至今，美洲大陆有超过60种野生物种，原产于此的烟草几千年来被美国原住民部落广泛使用，成了宗教和社会仪式（甚至是萨满）中精神沟通的必要元素。烟草在美国原住民生活中占了举足轻重的地位，1492年当克里斯托弗·哥

伦布（Christopher Columbus）登陆巴哈马和古巴之时，当地的泰诺人一见面就将干烟叶作为礼物赠予哥伦布并邀请其同抽"多巴哥烟"（一种可以将烟雾吸入嘴或鼻子的烟草叶管）。这第一次的"亲密"接触影响深远，哥伦布的同伴们热情高昂地接受了吸烟的习俗。当他们重返家园之时，便是烟草引入欧洲大陆之际。

　　对于美国原住民而言，吸烟具有宗教象征意义，但这一精神含义很快就被欧洲人舍弃了，因为他们更多地考虑了"实际"意义。法国外交官让·尼科

31

（Jean Nicot）认为烟草具有治疗作用，他甚至成功劝服了王后凯瑟琳·德·梅第奇（Catherine de Médicis）使用烟草来缓解其子弗朗西斯二世（Francis II）的偏头痛。烟草以可吸入式粉末的形式在贵族阶级迅速流行；正因这一风尚，尼科拥有了以他的名字来命名"烟草"学名（烟草的学名为：*Nicotiana tabacum*）的无上殊荣。然而，吸烟者吸烟的主要动机还是出于对嗅闻或吸烟本身带来的愉悦的追求。很多人赞同莫里哀的以下观点："没有东西可与

烟草相比，它是人们优质生活激情的来源。一个生活中没有烟草的人本不适合活着。"（《唐璜》，莫里哀著，1665年）。因此，尽管一些人积极控制烟草的蔓延（见下页），这一由美国人为庄重场合保留的神圣之草还是逐渐成了常见消费品，它们被广泛种植并出口到世界各地。

话虽如此，但直至20世纪末，自动化机器的发明使香烟得以量产，吸食烟草才真正腾飞并在全人类传播。举例而言，1870年，美国人每人每年平均吸烟不到1支（0.36支），但这一数据到1930年已上升至1 485支，到1965年已跃升到4 259支的巅峰。毫无疑问，烟草在商业上大获成功，但是却引发了人们始料未及的健康危机，20世纪，超过1亿人死于由吸烟引发的癌症、心血管疾病以及肺病。这场危机还远未结束，随着烟草消耗量的持续增长，全世界每年约消耗6万亿支香烟，相当于每个男性、女性及儿童人均每年吸烟约1 000支（图2-1）。以此推算，21世纪吸烟将直接导致10亿人死亡。

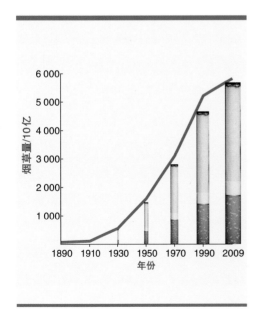

图2-1　百年世界烟草消费增长示意图

对吸烟的惩处

尽管烟草在世界各地如野火般肆意蔓延，其使用却从未获得一致的支持。克里斯托弗·哥伦布的同伴罗德里戈·德·赫雷斯（Rodrigo de Jerez）将第一批雪茄带去了西班牙。因邻居控告称害怕见到烟雾通过其鼻子和嘴呼出的过程，最终他以"恶魔行为"被宗教法庭判决入狱。英国的詹姆士一世认为，吸食烟草是一种"可

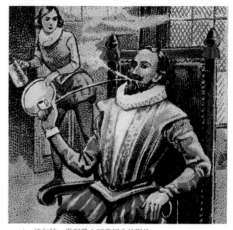

∧ 沃尔特·雷利爵士叼着烟斗的图片

恨至眼，可恶至鼻，损及脑而危于肺"的恶习。他甚至将沃尔特·雷利（Walter Raleigh）爵士斩首，指责其将烟草从弗吉尼亚州带入英国。相当多中东、欧洲和亚洲的统治者对吸烟这一新的习惯也反响平平。中国明代崇祯末年，皇帝正式向烟草宣战，声称会将任何进口或使用烟草的人斩首。至于伊朗萨非王朝第五任国王波斯国王阿巴斯一世大帝（Persia's Shah Abbas I the Great），他将吸鼻烟的人割鼻，抽烟者切唇。而他最亲近的邻居，奥斯曼帝国的苏丹·穆拉德（Sultan Murad）四世，则将吸烟者活活烧死在由烟草叶堆起的柴堆之上。即使是宽广仁爱而被称为"仁慈沙皇"的俄罗斯沙皇亚历克西斯（Alexis）一世，仍然下令凡吸烟者一经发现就得判处死刑或割鼻之刑。

诚然，这些帝王的做法过于残忍，但这样的惩罚对杜绝烟草传播依然苍白无力。吸烟者们继续冒着生命危险去获得珍贵的烟草。执政者因此做出决定，最终大多数国家垄断了国内的烟草销售，因而可从吸烟者手中赚取可观的利润。政府之所以无视20世纪因吸烟而导致的1亿左右人口死亡，仍在销售烟草，是因为最后他们反而依赖于烟草的收益。

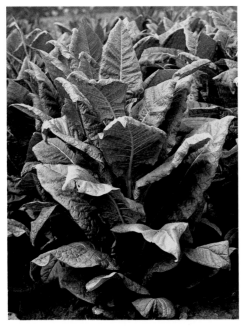

表2-1 尼古丁含量表

	尼古丁含量/ 纳克·克$^{-1}$	获取与1支香烟 等量尼古丁（即 1毫克尼古丁） 所需量/千克
烟草	500 000	–
茄子	100	10
绿番茄	43	24
红番茄	11	94
土豆	7	140
红辣椒	6	170

源自Henningfield，1993.

对烟草的依赖通常不是由吸烟者主观意识和知情选择而引起的，而是由烟草行业大规模操纵的结果，他们明知其危害，却巧妙策划、积极推动并且将这一产品合法化。因为今日我们所熟悉的香烟，已不仅仅是一个卷着烟草的纸管，而是一件复杂的工业品，它们被精心打造以求最大限度地增强人们对世界上最易上瘾之物——尼古丁的潜在依赖性。

毁灭性的杀虫剂

尼古丁本质上是一种生物碱，有强大的杀虫力。大量的茄科植物含有尼古丁，以此构成其对昆虫的防御机制。尼古丁多见于烟草中，也可见于其他茄科植物（西红柿、辣椒、茄子、土豆），但较烟草而言含量明显更少。比如，10千克茄子或170千克辣椒中的尼古丁含量才相当于1支香烟中的含量（表2-1）。然而有趣的是，食品中的低剂量尼古丁对健康可能有正面作用，尤其是可降低患帕金森病的风险。

烟叶中含有大量尼古丁，甚至可以蒸发蔓延到邻近的植物杀灭附近的昆虫。烟叶中含如此多的尼古丁，以至于当烟叶潮湿时，前去收割的人们会在数小时内身处于大剂量尼古丁中（约相当于吸烟50支），这将会引起头晕、呕吐、头痛以及肌肉无力的症状。在一些国家，美国跨国公司雇佣儿童为其收割烟草，上述的"绿色烟草病"对这些儿童尤其危险，将对其生理和心理发展带来毁灭性的后果。

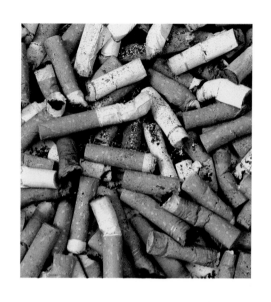

尼古丁的分子结构类似于乙酰胆碱（一种神经细胞用于传递神经冲动的神经递质），并可激活神经递质上的烟碱受体。大剂量的尼古丁将过度刺激神经回路，与一些毒物的作用类似（如有机磷杀虫剂或沙林毒气等），均可提高乙酰胆碱的水平。尼古丁中毒十分骇人，常会出现恶心、呕吐、过度流涎、呼吸困难，以及可迅速导致死亡的脉率不齐和抽搐等症状。

尼古丁依赖

剧毒如此，尼古丁分子又是如何使吸烟者全然不顾已知的不良后果，抵挡不住而要继续吸烟呢？根据药理学的一种基本理论，药物毒性是由剂量引起的，尼古丁也遵从这一剂量致毒的基本原理。大剂量的尼古丁会过度刺激电神经回路而致死，但吸入的尼古丁常为较低剂量，它们专门激活伏隔核中的某些特定神经元。伏隔核是大脑中一个微小的区域，在"奖赏回路"中起重要作用（图2-2）。

尼古丁刺激神经元分泌一种被称为"多巴胺"的神经递质。多巴胺被称作快乐信号或快乐源泉，当其在体内释放时，便赋予吸烟这一行为以"积极"的

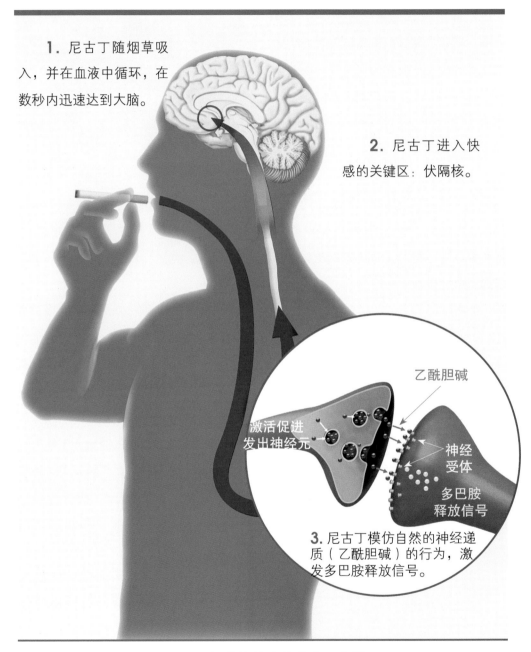

1. 尼古丁随烟草吸入，并在血液中循环，在数秒内迅速达到大脑。

2. 尼古丁进入快感的关键区：伏隔核。

乙酰胆碱

激活促进发出神经元

神经受体

多巴胺释放信号

3. 尼古丁模仿自然的神经递质（乙酰胆碱）的行为，激发多巴胺释放信号。

图2-2　烟草依赖症的发病示意图

内涵。吸入的尼古丁可遍布全身，但对控制肌肉运动的神经细胞的作用微乎其微。从某种程度上说，这就是其可怕之处。因为倘若烟草能引发令人难以忍受或危及生命的肌肉萎缩，那它必永远"不见天日"。

显然这个"奖赏回路"无法在顷刻间建立，所以对大多数人来说，第一支烟仅仅会引起咳嗽或恶心，与"快乐"天差地别。然而，若人们不断重复继而开始定期抽烟，大脑的功能将会逐渐改变，一点点地被"重编程"。由此，尼古丁激活的"奖赏回路"将渐渐增强，其对人的良好感觉的重要性也日益加剧。同时，烟气中的某些分子通过阻断调控多巴胺衰减的酶（单胺氧化酶）来提高多巴胺水平，从而与尼古丁构成协同作用，增强了吸烟的"奖赏"作用。这样一来，这一"奖赏回路"会引起非常强的依赖，在至少抽过一支烟的群体中，超过三分之一的人成了烟草依赖者。尼古丁就这样成了市场上最令人上瘾的商品（表2-2）。然而，与服用其他药物相比，对烟草的依赖可一点不具有

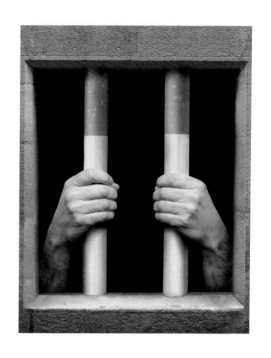

表2-2　各药物依赖性比较

药物	单次试验后依赖率/%
烟草	36
海洛因	24
可卡因	15
酒精	15
大麻	9
地西泮	9

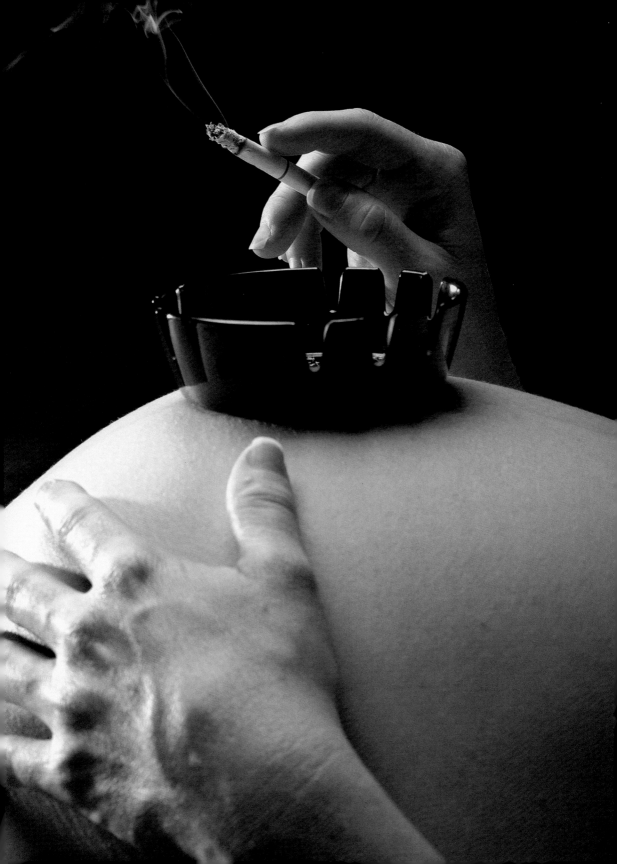

"娱乐性"。吸烟既不会给人兴奋、欢乐的情绪，也不会给人一种忘我的体验。吸烟者常常将吸烟行为与其带来的快感或抗压效果联系在一起，事实上，这些效果只不过是他们对烟草的极度渴求中的一种释放而已。

虽然尼古丁几乎在瞬间起效，吸烟后10秒内即可达到大脑，但其效应消失得很快。这一特点对依赖尼古丁的吸烟者造成了大量的限制。这些依赖者们不得不经常吸烟以维持血中足够的尼古丁含量以此避免心中强烈的渴求。一般而言，至少10～20支香烟才能达成这样的目标，仅有8%的吸烟者能够坚持每日吸烟少于5支而从不过度。吸烟者还有一项非凡的能力，他们常常会深深吸入每日的第一口烟，或者在进办公室前或者休息时拼命吸烟，来调节自己吸入尼古丁的量，以维持"血尼古丁"的高水平。研究还表明，那些吸所谓"淡香烟"的人，由于烟的尼古丁含量较少，他们就不得不更频繁地用深吸来弥补这一"损失"，同时也吸入了更多香烟中的有害物质。

所以，烟草依赖的主要动因并不是想体验一种非常的或者狂喜的状态，而是为了避免尼古丁缺乏引起的不适。吸烟并不是低吟浅酌般地喝酒，它更像是嗜酒如命，它毒害人类的存在，使之成为烟的奴隶。

此外，多项调查表明，大多数烟草依赖者都愿意戒烟，甚至多次尝试戒断，却徒劳无功。因为他们不能应对伴随戒断时的尼古丁减退而带来的对其强烈的渴望。

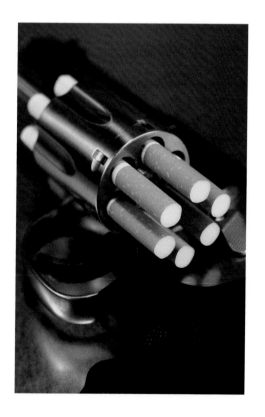

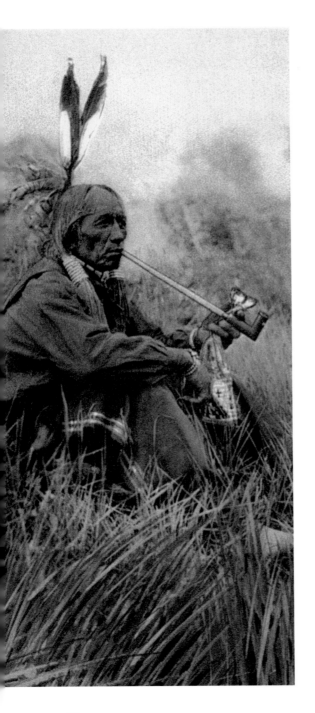

依赖的建立

如今的香烟与当年美洲原住民或者那些在美洲定居的欧洲殖民者抽的完全不同。传统加工法中，烟叶是在开放的空气中进行干燥处理，会产生一种非常刺鼻的棕色烟草（如同雪茄中的烟草）。由于产生的烟会刺激呼吸道，这样的烟草几乎不可能被深吸入体内。烟民因而只会吸入有限量的尼古丁，主要集中在口腔内。这样，他们对烟草的生理依赖就远不如今天的那么明显。19世纪末，随着一种新的烟叶干燥法——热干法（烘烤法）的发明，香烟才真正具有成瘾性。这项技术引起烟叶产生的最主要的生化变化是：烟叶可以产生更温和、更甜的黄烟，而其燃烧后的烟可被深深地吸入肺部，尼古丁通过肺部血液循环被大量吸收。拥有这一"新生代"烟草的美国香烟公司想要成功征服世界，他们不遗余力地利用每个机会，甚至是悲惨境遇下，都要把烟描绘成一个"现代"且有吸引力的产品。

（下转第43页）

烟草之战

　　香烟消费量之所以在20世纪迅猛增长，两次世界大战起了决定性的作用。20世纪初，抽卷烟被认为是娘娘腔的习惯，那些"真汉子"要么嚼烟草，要么抽雪茄。生产商充分利用了美国在1917年加入世界大战这一契机，向美军提供低廉的卷烟以"鼓舞军队的士气"。当时的美国将军约翰·潘兴（John Pershing）曾对此表示赞赏，"为了赢得这场战争，（士兵需要的）烟草与子弹一样多"。结果，几百万从未吸过烟的军人从前线归来后都成了"无烟不欢"的烟民。就这样，香烟赢得了新的荣耀。近20年后的1939年，66%的40岁以下美国男性经常吸烟。第二次世界大战结束后，烟草制造商有了另一个机会来更广泛地推销自己的产品，这次是将烟草推向全欧洲的人。一位来自弗吉尼亚州的参议员受到当地烟草行业的影响，不断坚持努力，最终，根据马歇尔计划的安排，价值约10亿美元的香烟被送往欧洲，占重建欧洲计划金额的近10%。美国烟草比在当时欧洲流行的棕色苦烟草温和得多，这意味着吸烟者会将烟吸得更深，随之吸入大量的尼古丁，相应的，他们很快就会依赖香烟。于是，在动摇了20世纪人类的两大危机中，烟草业却大大地从中受益，他们疯狂增加香烟的销售量，这一行为让这些公司化身为金融巨头，但代价则是对人类健康灾难性的影响。

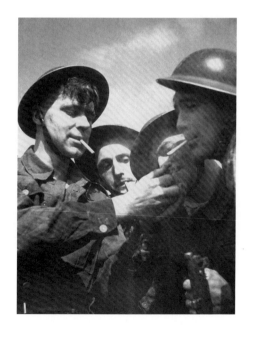

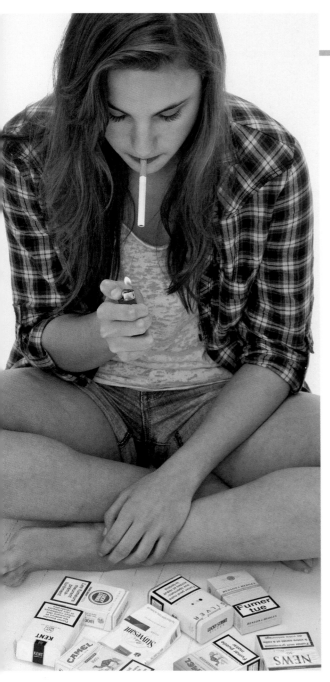

吸烟相关文件

　　《大烟草和解协议》由美国四大烟草公司（Philip Morris Inc., R. J. Reynolds, Brown & Williamson 以及Lorillard）与46个州检察总长于1998年共同签订。46州起诉烟草商要求其赔偿与吸烟相关的医疗花销。最终结果并不是将烟草商定罪，而是设立一项友好协议，要求烟草企业必须在25年内支付国家2 060亿美元。然而，除了金融问题以外，法官还裁定烟草企业必须将其内部备忘录、机密报告和业界五十多年积累的研究成果对外公开。这些总共超过8 500万页烟草文件的相继出版，揭露出烟草行业的秘密；他们努力使香烟更具成瘾性，他们抗击反烟草分子，他们计划向青少年推销香烟，他们声东击西、愚弄公众，使公众对吸烟有害的研究持怀疑态度。

（上接第46页）

香烟历史中，最令人震惊的方面莫过于烟草业不懈努力，只为尽可能地令人们对烟草上瘾。这一阴谋，随着《大烟草和解协议》的签署而被曝光（注：《大烟草和解协议》，Tobacco Master Settlement Agreement，MSA，于1998年11月由美国政府颁布。起因是美国四大烟草公司：Philip Morris Inc.，R. J. Reynolds，Brown & Williamson以及Lorillard，被46个州的检察总长起诉，控诉烟草行业的复苏带来了一系列的医疗开支。最终，这些公司同意支付一定金额作为与吸烟有关疾病的医疗开支以及反吸烟活动的经费。在MSA的条款中，各大香烟原始制造商同意在协议签署的最初25年间向州政府支付至少2 060亿美元），清楚地表明这一行业曾不遗余力地增加烟民的尼古丁吸入量，他们也承认这样做的目的是为了加大烟民对香烟的依赖性。举个例子，美国香烟制造商在烟草中添加了616种化学物质，其中有一些使烟味更容易忍受，而其他物质则是为了提高尼古丁的可用性，从而更易吸收。比如，氨水

的添加，使烟变为弱碱性，可使尼古丁轻松地转化为更易被同化的化学物质。这一过程类似于把可卡因（cocaine）转化为霹雳可卡因（crack cocaine），成为可卡因的游离碱形式，这一形式吸收更快，依赖性更强。又比如，添加蔗糖可以使烟草的味道变甜并可在燃烧后生成乙醛，这会形成单胺氧化酶抑制剂，从而加强多巴胺水平及人体对烟草的依赖性。即使像薄荷这样的物质，其添加的目的不仅是为了减少烟雾的刺激，还能够增加大脑中乙酰胆碱受体的数量从而加强依赖性，最终导致吸烟者抽更多的烟。

这些化学添加对香烟烟雾的毒性具有明确影响。1968—1985年，香烟中的致癌物质如2-萘胺和4-甲基亚硝胺基-1-3-吡啶基-1-丁酮（NNK）分别增长了59%及44%。尽管深知吸烟的危险，为了让吸烟者继续依赖香烟，香烟公司仍继续制造、推广产品，全然不顾这会影响吸烟者的健康。这种肆无忌惮的资本主义并不只是偶然的，尽管科学已经证实烟草毫无疑问是有危害的，但烟草业内人士仍然一意孤行，并从新市场

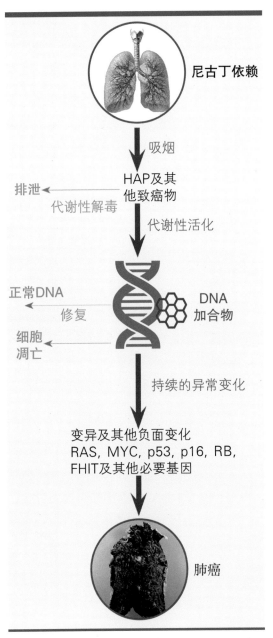

尼古丁依赖

吸烟

HAP及其
他致癌物

排泄

代谢性解毒

代谢性活化

正常DNA

修复

DNA
加合物

细胞
凋亡

持续的异常变化

变异及其他负面变化
RAS, MYC, p53, p16, RB,
FHIT及其他必要基因

肺癌

图2-3　尼古丁依赖与肺癌之间的关系示意图

源自Hecht，1999.

（如中国、印度、俄罗斯、印度尼西亚和非洲）的开拓中获益，使销售量增长，从中牟取暴利。此外，这些新开发地区目前已变成吸烟者比例最高的区域。比如，60%的东帝汶男性、60%的印度尼西亚男性和50%的俄罗斯人都依赖香烟。在世界人口日益增长的背景下，烟草行业的扩张目标在过去25年内使全球吸烟者人数大幅增加。

大规模毁灭性武器

通过垄断烟草、改变构成来增加其成瘾性，烟草行业创造了人类历史上最具毁灭性的武器。这并非因为尼古丁的吸收，毕竟小剂量的尼古丁对健康影响不大，而是由于对烟草的依赖致使烟民反复暴露于烟气中的致癌分子下从而致命。举个例子，多环芳烃（PAHs）和亚硝胺类物质格外危险，因为这些分子被代谢成高活性化合物，可直接附着于DNA细胞并导致突变。我们认为，每包香烟都含有足量使肺细胞产生两种DNA突变的致癌物。这就意味着，几十年的吸烟史会积累多达数千个上述DNA突变，若发生在控制细胞生长的关键基因上，就会增加患癌症的风险（图2-3）。20世纪上半叶，随着香烟消费量的增长，肺癌的发病率明显上升。由此可见，吸烟与肺癌之间的联系是很明确的。癌症这种曾经极为罕见的疾病，在香烟引进后的20年间开始变得愈发常

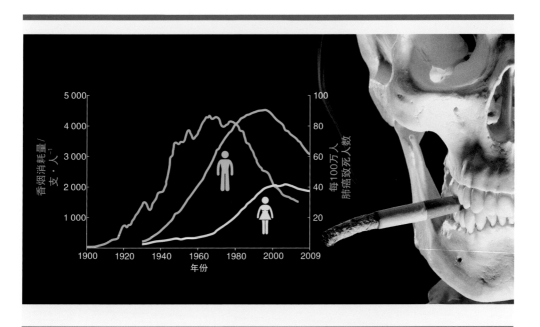

图2-4　美国肺癌死亡与吸烟情况变化

源自www.cancer.org，2013.

45

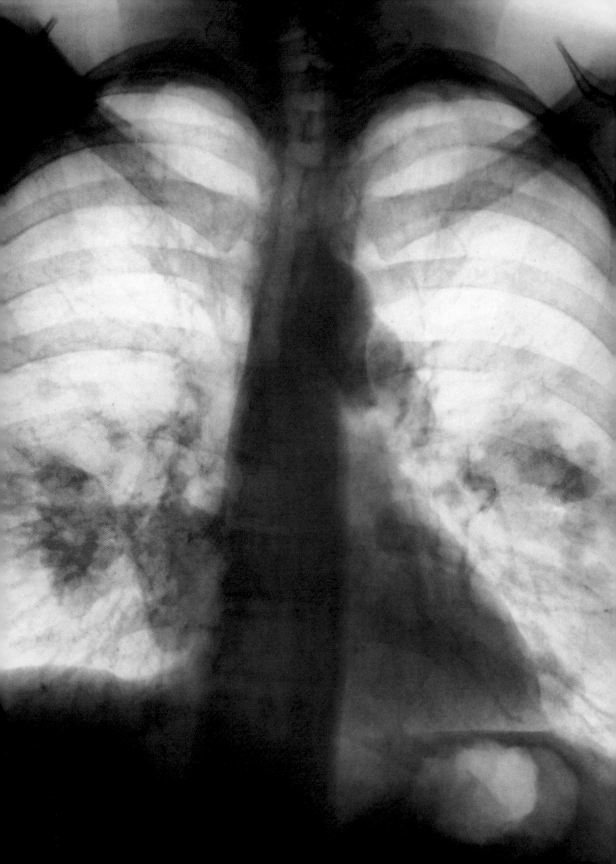

见，发病率从此持续增长（图2-4）。从开始吸烟到罹患肺癌间有一段很长的潜伏期，这就解释了为何即使有烟草这一致癌物的刺激，正常细胞依然以十分缓慢的速度逐渐转变成癌细胞。而吸烟在短期内未见有害影响也在一定程度解释了为什么吸烟能够在人群中广泛流行起来，其中甚至包括从事健康领域的专业人员。天真的吸烟者不曾想到，长期接触烟草会引起癌症缓慢但是不可逆的发展。

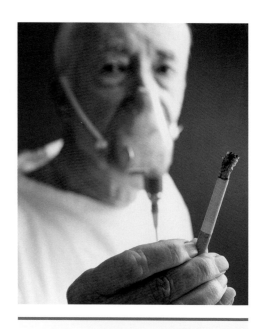

香烟烟雾中含至少3 500种不同化合物，其中某些化合物与肺癌密切相关。例如，有一种烟草的烟叶中有一种奇怪的物质钋210——由地壳铀分解形成的一种放射性核素。目前而言，钋210在烟草中的含量很少，但每一口烟都会吸收一定量的钋210，它们在呼吸道逐步积累，如此推算，每日抽1包烟就相当于一年拍摄300次胸部X线所吸收的辐射量。钋，其毒性为氰化物的2.5亿倍，曾被用来谋杀在伦敦流亡的苏联克格勃特工亚历山大。除了肺以外，若干其他器官也受到烟草中致癌物质的侵害，10种以上癌症都与吸烟相关（图2-5）。

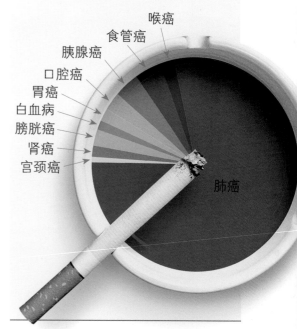

图2-5　吸烟引起的主要癌症列表

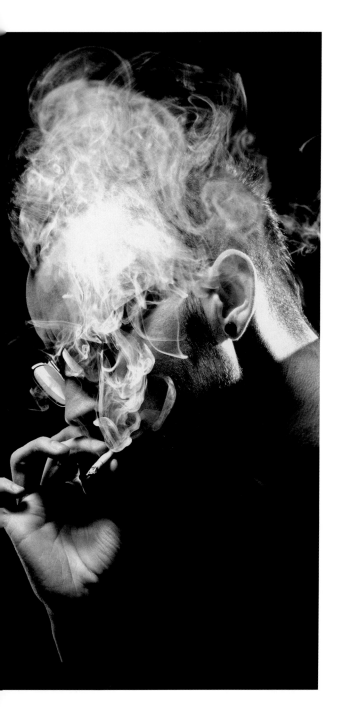

上部消化系统（口、咽、喉和食管），是直接接触到香烟烟雾的部位，自然成为香烟中致癌物质的明显"目标"，但其他内脏器官也处于致癌的高风险之中。例如，吸烟者患膀胱癌的概率为非吸烟者的2~3倍，因为他们的尿液含有较多的芳香胺类致癌物（如2-萘胺和二氨基-4-二苯），它们会导致膀胱细胞的严重破坏。近年来，与吸烟有关的膀胱癌巨幅增长，这极可能又是深吸烟雾致使吸入过多致癌物导致的后果。基于所有这些因素，加上烟草会对各器官，尤其是呼吸系统和心血管系统，产生负面影响，因此，吸烟会使人类预期寿命急剧下降，成年吸烟者的平均死亡年龄比不吸烟者提前10年。

冲破枷锁

烟草对健康的影响已经引起了几乎每个国家公共健康机构的强烈反应。大规模的知识宣传活动，烟草税的大幅调高，禁止宣传吸烟以及禁止在公共场所吸烟，这些举措均有助于降低全球吸烟率，男性吸烟率从1980年的41%降低到2012年的31%，而女性则从11%降至6%。加拿大、挪威和冰岛的吸烟率降低更为显著，不过它们国内仍有约20%的人口吸烟。

戒烟很难，但是从烟草消耗的巨大跌幅我们可以看出，仍有数以百万的人在没有帮助的情况下成功戒烟。如今，即使有众多戒烟援助，绝大多数人仍然不需依靠药物或心理援助，仅凭个人努力戒烟。尼古丁替代品如安非他酮（bupropion）和伐尼克兰（varenicline）可以使戒烟的成功率提高50%。其实它们也没什么神奇之处，戒烟的决心才是成功的主要因素。

基于这样的事实，对于不顾自身健康、积习难改的吸烟者是否也有帮助他们戒烟的方法？这是一个微妙的问题，因为如果大量烟民仍持续吸烟，对吸烟所需付出的高昂代价以及在公共场所和家庭的禁烟规定置若罔闻（四分之一的吸烟者不在自己家中吸烟），那当前所有的强制性方法将很快达到控烟极限。

我们可以在户外公共场所严禁吸烟，以此改善法律的某些方面，但倘若我们解除禁烟令（戒酒令的反弹效应视为前车之鉴），那便很难想象如何能对吸烟者加以更严厉的管制了。由于尼古丁具有极易上瘾的特点，因而从长远来看真正能够减少吸烟的方法是阻止新客户体验烟草的"美味"。

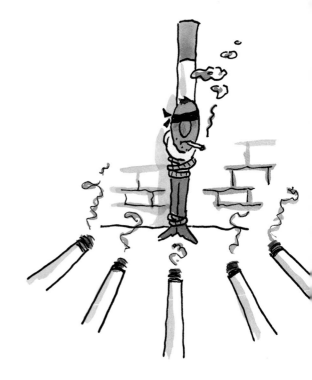

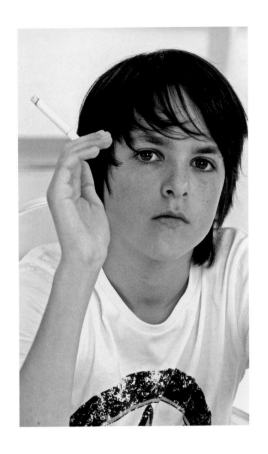

桃、糖果等口味的香烟。由于这一行业缺乏自我监管，漠视人类健康，所以唯有修订现有法律，禁止所有烟草产品，包括上述不同口味的烟草产品，才能真正结束这些影响。

电子香烟，又称为"电子烟"的上市开拓了反吸烟的新领域（图2-6）。其作用原理十分简单：用雾化器加热溶解于丙二醇或甘油中的尼古丁，可产生类似香烟点燃后的白色"雾气"。因而"电子烟民"和普通烟民一样会吸入少量的尼古丁，但电子烟雾中不含致癌分子和烟草燃烧后的细微颗粒。这些"电子烟"本质上都是尼古丁的载体，但从心肺疾病及癌症的角度来看，它们比传统香烟安全得多。

电子烟的使用受到了一批专业健康人士的热情欢迎，他们每日都要处理因烟草导致的各类棘手问题。他们认为这一策略针对的是吸烟导致的后果而不是吸烟这一行为，可有效减少香烟的伤害。这与针对吸毒成瘾者的注射器交换方案类似，该方案设立的目的是为了减少吸毒者患艾滋病或肝炎的风险。

若要实现上述想法，我们首先要认识到，烟草公司会不择手段、不计代价地售卖烟草，完全不会因其带给健康的灾难性影响而受到良心谴责。在这样的情况下，年轻人成了香烟公司的主要目标，为了吸引他们，香烟公司近年来野心勃勃地推销新产品，他们推出了显然是迎合年轻人的如巧克力、薄荷、樱

近年来的研究表明，电子烟将戒

烟成功率提高了6成。由此可见，这些产品并不只是烟草替代品，更是帮助戒烟的利器。另一方面，对那些反对任何形式吸烟的反对人士来说，电子烟只不过是特洛伊木马，一个幌子，甚至是一个使烟草回归主流的跳板，近几年在禁烟领域取得的成果可能因此付之一炬。显然至关重要的是严格规范这些产品的市场营销，尤其要尽力避免年轻人接触这些有毒物质：最近有研究证实，电子烟的蒸气内含大量纳米粒子，可激发感染，增加哮喘、心脏病和糖尿病的患病风险。尽管如此，对于那些对尼古丁依赖成性、无法戒断的人，我们不能否认用电子烟替代传统烟的确可以减少烟草引发的损害。每年，有600万人死于吸烟相关疾病；随着传统烟草产品的逐渐淘汰，21世纪将有几百万人免于早亡，这标志着禁烟之路已达到一个重大的转折点。

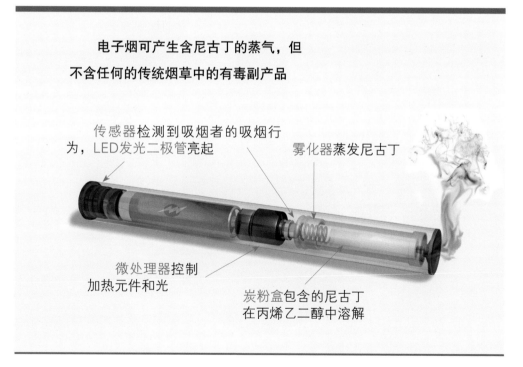

电子烟可产生含尼古丁的蒸气，但不含任何的传统烟草中的有毒副产品

传感器检测到吸烟者的吸烟行为，LED发光二极管亮起

雾化器蒸发尼古丁

微处理器控制加热元件和光

炭粉盒包含的尼古丁在丙烯乙二醇中溶解

图2-6 无火亦有烟：电子香烟

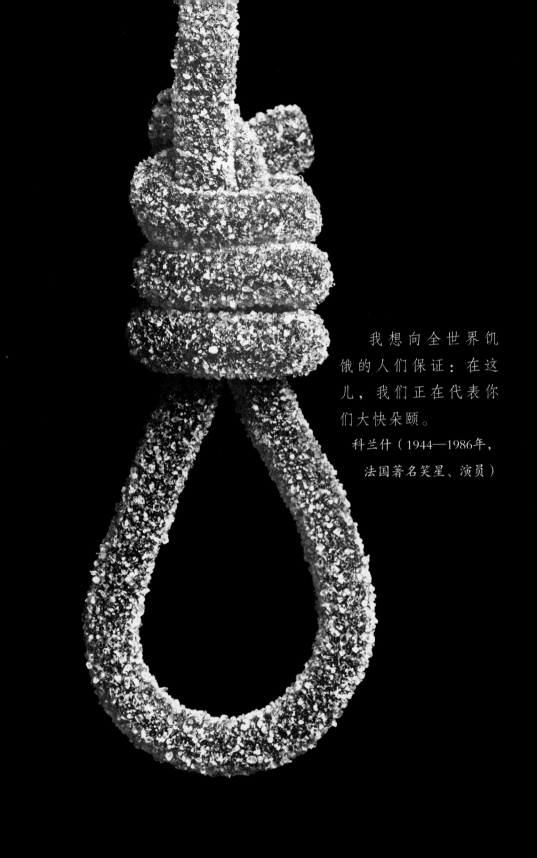

我想向全世界饥饿的人们保证：在这儿，我们正在代表你们大快朵颐。

科兰什（1944—1986年，法国著名笑星、演员）

第三章

膨胀的宇宙

建议

尽你所能保持身材苗条，将体重指数（BMI）控制在21~23。避免饮用碳酸饮料，限制摄入高脂肪、高糖的高能量食物。

源自：世界癌症研究基金会

近数十年来，大量新型食品充斥市场，它们含过量的脂肪、糖、盐及精制面粉，却缺乏许多必需的营养素。人们的饮食习惯因这类食品的兴起而发生了史无前例的变化。

这些跨国食品企业生产的"现代"产品，无论碳酸饮料、零食、糖果、冷冻餐还是其他食物的加工制品，在严格意义上讲往往纯粹是"工业产品"，即脂肪、糖、盐、各种添加剂等纯原料的混合物。生产商将原料巧妙搭配组合，最终研制出颇为吸引人的，方便易食，又能长期保存的新产品。然而，这些加工出来的"工业"食品所带来的最大变革实质上是在于其能量之高闻所未闻，达天然食品的数倍。一颗普普通通的糖果，只消几秒钟便可吞下，却是名副其实的能量"炸弹"，所含热量比一顿正餐更高。而那些可在路上或者车上食用的快餐，其热量含量甚至可以满足一个人一整天的热量需求。这种食品工业化的影响十分显著：一个世纪前还不曾出现的这类食品，如今竟占据了世界食品销量的75%以上。

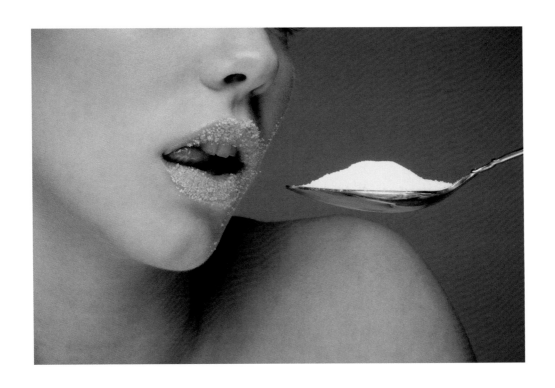

最佳感官体验

加工食品的高热量并不是他们广受推崇的唯一原因。糖和脂肪是生存必需的能量来源，生理上我们会自然地被它们所吸引，但肯定没人会想直接从糖碗里吃10匙糖（相当于一罐糖果的含糖量），也不会想要直接喝4勺食用油（相当于一小袋薯条的含油量）。加工食品往往经过精心设计，打造出"最佳感官体验"，即大脑对食物味道、外观和质地的最佳响应。这就是加工食品如此吸引人的原因。多项研究清楚地表明，只要看看那些高糖、高脂肪的加工食品就足以激活大脑的奖赏回路并感知到快乐，这足以证明加工食品的"最佳感官体验"大获成功。一项使用磁共振成像（实时可视化大脑活动技术）的研究甚至发现，一个单球冰激凌就足以刺激大脑的这些部位。加工食品无处不在却百害而无一利；事实上，它们是高度复杂的产品，其营养不足的本质常常被糖和脂肪的过度结合掩盖。这一糖脂结合又创建了一种独特的大脑"体验"以刺激他们食用。

人工天堂

几项啮齿动物的研究已明确证实，糖和脂肪激活的大脑奖赏回路与一些药物的作用机制非常类似。例如，让动物在含糖饮料和静脉注射可卡因之间选择，它们更偏爱前者。同样，若动物可以肆意进食高脂肪食物（香肠、培根或芝士蛋糕），很快它们就会对此类食物产生依赖；这种成瘾的特点跟其生理强迫性有关，即使进食时受到电击，动物们依然渴望食用这些食品。这种脂肪依赖还伴有食物耐受性，使得食物所产生的多巴胺减少。多巴胺控制着人体的愉悦感知，耐受性的产生导致动物必须增大摄入量来弥补满足感的缺失。在经常食用冰激凌的人群中，也可见较低的奖赏回路，这样的耐受会导致这些人不断地过度食用，以获取这类食物带来的满足感。由于药物依赖的两大人尽皆知的特点是失去控制和物质耐受，一些研究

人员不无担心地提出了一项理论，即现代工业食品中过多的糖分和脂肪可能使人上瘾，对某些人其所致的依赖与药物依赖类似。

待售的热量

与药物相比，食物是生活中不可或缺的，因而很难精确了解反复食用高热量食品究竟会引起多大程度的依赖。从另一方面而言，我们能确定的是，食品工业本身完全依赖这些高热量食品，若没有它，食品工业不可能继续控制我们的饮食习惯。而这个行业不遗余力地把

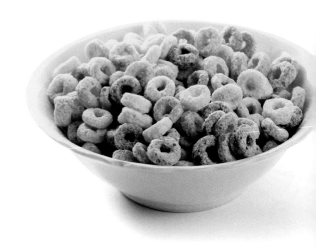

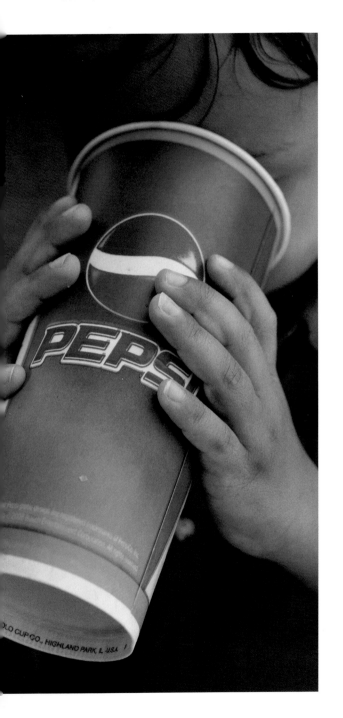

目标对准年轻人也不是偶然的，他们通过扩大宣传、赠送玩具、产品植入等蓄意策划，从孩子们的童年起就开始影响他们对高脂和甜食的爱好以便能够尽早获得新一代消费者整体对他们产品的忠诚。可见，高度加工的工业食品不应被看做是正常食物的最佳来源，而应该被认为是由低质廉价原料加工而成的消费性产品。而它们确实就是这样的商品，但借助激进的市场营销手段和高热量的吸引力，使得它们销路广泛，盈利惊人。在北美，约有十大食品业巨头控制了一半以上的食品销售。我们需要牢记，这些跨国公司的主要目的是增加公司董事和股东的盈利，即使这意味着让他们的产品营养缺乏、质量平庸也在所不惜。无论我们喜欢与否，就像卷烟行业的发展一样，这些食品工业公司的利益与消费者的健康俨然是一对不可调和的矛盾。

热量过载

高度加工的工业食品不断扩张，受其影响，人们所消耗的热量也显著增加（图3-1）。以美国为例，这些产品在20世纪80年代开始大量涌入，热量摄入量随之逐步缓升，到2000年已达到11 296.8千焦/（人·天）的高峰，较20年前已增加了25%。

在此期间，由于机体的活动水平保持不变，额外的能量摄入必然会影响体重：目前约有70%的人口超重（BMI>25）（1980年此比例仅为50%）还有34%的人口实际已达肥胖程度（BMI>30），是30年前的近3倍（表3-1）。

现代工业饮食中无处不在的糖，是热量摄入过量的元凶。曾经，糖几乎只被用于甜品或偶尔的宴庆等场合中，而现在，估计市售的60万种食品中有80%含有糖分添加剂。糖几乎随处可见，

（下转第61页）

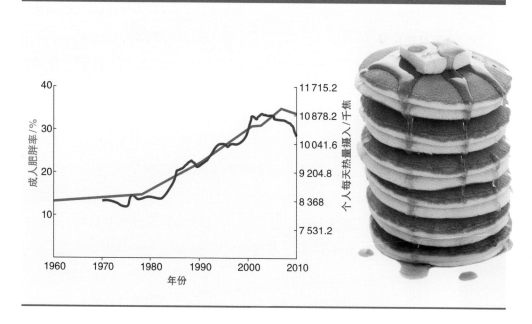

图3-1 肥胖率与摄食量同步增长示意图

糖分过多

加工食品中添加的糖以蔗糖或高果糖玉米糖浆（亦称为果葡糖浆，HFCS）的形式为主。这两种形式的糖都是由葡萄糖分子和果糖的分子结合形成的：50％葡萄糖和50％果糖组成的称为"蔗糖"，45％葡萄糖和55％的果糖组成的则为HCFS。虽然HFCS是一个纯粹的工业产品，似乎比"纯天然"的蔗糖更有害，但事实上这两种糖具有相似的生物化学性质，因而对人体的作用也是相同的。

过量摄入糖分有损人体健康。过量摄入的糖分会使人体维持血糖和果糖的机制超负荷运转。在正常情况下，该机制能将血糖和果糖浓度维持在与人体正常功能协调适应的水平上。举个例子，超过能量需求的多余的葡萄糖，将被转换为脂肪并在脂肪组织中聚集，随着时间推移最终引起体重的增加。对过量果糖的处理更加困难，因为我们机体内没有可以代谢果糖的物质，果糖因而在肝脏堆积，并转化为脂肪（事实上，这就是鹅肝制作流程的原理所在。玉米常被作为此制作流程中果糖的来源，用以强迫喂食鹅或鸭）。从长远来看，机体对过量糖分的反应可诱发严重代谢紊乱，尤其可导致如2型糖尿病的慢性高血糖。

碳酸饮料也许最能说明过量摄入糖分会产生有害影响。这些饮料，以及它们的"亲戚"（能量或运动饮料，维生素水，各种以果汁为主的鸡尾酒）是真正的热量"炸弹"：每罐碳酸饮料的含糖量都在40克以上。年轻人对碳酸饮料爱不释手，但这些糖分可占他们每日总能量摄入量的15％。多项研究明确表明，饮用饮料与体重增加具有相关性，其中一个原因是当热量以液体形式被人体吸收时，不会产生饱腹感，因而这些东西就成了正常食物之外多余的食用量。同样，来自含糖食品（如碳酸饮料）的过量果糖，会扰乱肝脏的正常功能，引发一系列的血脂异常，增加心脏疾病的患病风险。更何况，最近的研究还证实了一些癌细胞在果糖环境下更易生长。

甜味剂（如阿斯巴甜和三氯蔗糖）的发现给软饮料业带来了革命性的变化，通过添加甜味剂，制造商得以向消费者提供不含糖分、零热量的所谓"更健康"的产品。但是，这其实只是一种假象，研究表明，这些"更健康"饮料对机体的影响与标准软饮料类似，换言之，它们亦可增加肥胖、2型糖尿病、心脏病和代谢综合征的患病风险。从现有数据来看，我们发现大脑不喜欢我们用不含热量的"假糖"欺骗它。糖是大脑维持正常生理功能所必需的。糖分激活大脑"奖赏中心"，糖分减少与热量的缺乏导致大脑"奖赏中心"激活减少，代之以"不满状态"。为了应对这一状态，大脑通过增加对甜食的欲望以弥补甜味剂中缺失的热量，从而进一步导致热量额过量摄入。无论是否低热量，软饮料其实都是垃圾食品，它们会破坏人体新陈代谢，加重慢性疾病的恶化，最终减少人类的寿命。因此，即使是为了解渴，我们依然没有任何理由去经常饮用这些饮料。

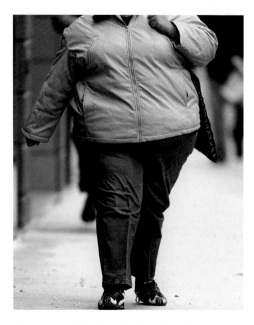

表3-1　成人体重指数对照表（BMI）

体重指数	类别
18.5～24.9	正常体重
25～29.9	超重
30～39.9	肥胖
≥40	病态肥胖

BMI的计算公式：BMI=体重（千克）/身高^2（米）

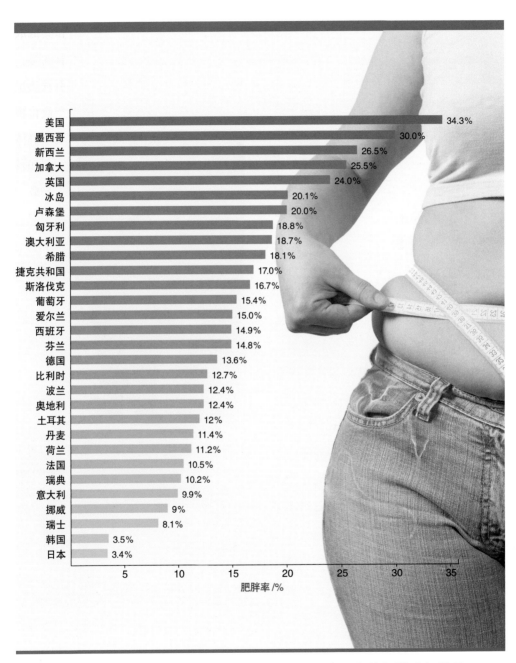

图3-2　2004—2008年经济合作与发展组织的国家的肥胖流行趋势

（上接第57页）
谷物、零食、面包、沙拉酱、酱汁和酸奶都含糖，尤其是那些标着"低脂"的食品：1罐普通的零脂香草口味酸奶竟含多达5个茶匙的糖分，相当于2罐糖果的含糖量。因而我们每日都在不知不觉间摄入了大量糖分，一些研究人员据此认为，糖摄入量的增加可能是近几年超重人口比例迅速增加的根本原因。

超重无国界

虽然美国无疑是全世界的"重量级"冠军，但近年来其他国家的居民也或多或少出现了超重的情况（图3-2）。贸易全球化导致了一大批工业加工食品在世界各地各国肆意蔓延。每一个已经接受加工食品这一全新饮食习惯的国家都不得不应对肥胖率日益增高的局面。令人尤为不安的是，经济转型期国家的高热量工业食品消费量迅猛增加，因此而致的肥胖常与不安全食品和营养不良并见。

高度加工食品的唾手可得和其低成本满足了穷人的能量需求。矛盾的是，因这些食品缺乏营养，会同时引发热量过多与营养缺乏。食品的极端产业化根本不考虑消费者的健康，使得某一群体甚至同一家庭可同时患有营养过剩和营养不良两种疾病。这真是世界上最不平等的悲剧：10亿人挨饿，另外20亿人超重。

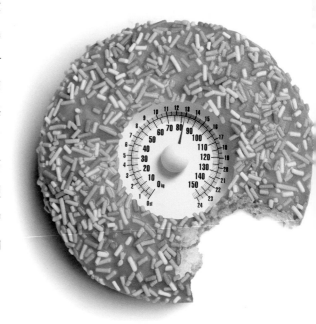

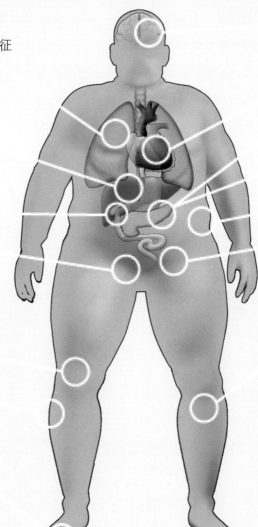

肺病
睡眠呼吸暂停综合征
低通气综合征

肝病
肝脂肪变性
脂肪肝
肝硬化

胆结石

妇科病
月经不调
多囊卵巢综合征
不孕症

骨关节炎

皮肤病

痛风

特发性颅内高压
卒中
白内障

心脏病

胰腺炎

糖尿病

血脂异常

癌症
乳腺癌、子宫癌、
宫颈癌、结肠癌、
食管癌、胰腺癌
肾癌、前列腺癌

静脉炎
静脉淤血

图3-3　肥胖引起的常见并发症

肥胖与癌症

席卷全球的肥胖给世界各国带来了严重的后果，其中最严重的后果之一就是一系列肥胖相关疾病发病率的激增（图3-3）。脂肪组织并不是一个只将额外能量储存为脂肪形式的"呆板"器官。相反，脂肪组织里的细胞，即"脂肪细胞"，是一个代谢活跃的分泌器官，可以分泌瘦素、脂联素等多种激素，对体内代谢的调节至关重要。另一方面，若脂肪细胞内积累的脂肪过多，细胞功能将因其所受压力而被破坏，从而引发低强度的慢性炎症反应。虽然肉眼不可见也难以检测探知，这一炎症反应却时刻破坏着机体的平衡。在肥胖者体内，脂肪组织就像磁石一样吸引着免疫系统的炎性细胞特别是巨噬细胞的聚集。炎症因子的产生会极大地增加因肥胖所致的2型糖尿病以及心血管疾病的发病危险。

多项研究证实，过度肥胖也是癌症发生的重要风险因素。体重指数（BMI）的增长与食管癌、子宫内膜癌、结肠癌、乳腺癌和肾癌等癌症发病

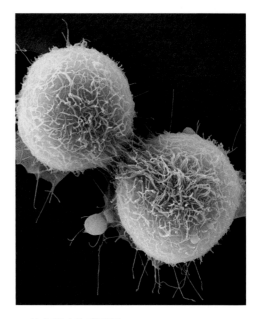

∧ 癌细胞彩色电子显微镜图例

率和死亡率的显著上升有密切联系（图3-4）。现有的机制表明，多余的脂肪为癌前细胞的突变创造了有利条件，某些炎症分子继而增殖。有趣的是，肥胖人群易患腹腔脏器癌症（如子宫内膜癌、结肠癌、肾癌），这也许是因为围绕着脏器的脂肪构建了一个高炎症分子的环境，有利于癌细胞的增生。脂肪堆积越多，癌细胞就越易生长。例如，与体重增长控制在5千克范围内的成年男性相比，体重增加20千克的人患结肠癌

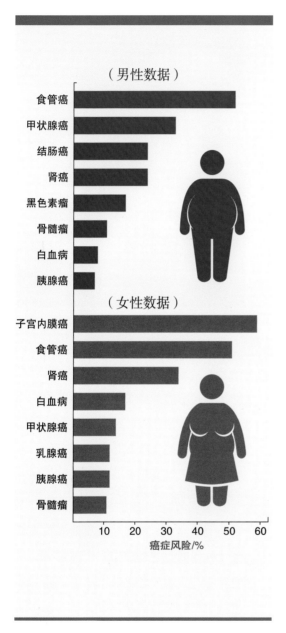

（男性数据）

食管癌
甲状腺癌
结肠癌
肾癌
黑色素瘤
骨髓瘤
白血病
胰腺癌

（女性数据）

子宫内膜癌
食管癌
肾癌
白血病
甲状腺癌
乳腺癌
胰腺癌
骨髓瘤

10 20 30 40 50 60
癌症风险/%

图3-4 与体重超标有关的主要癌症

源自Khandkar，2011.

的风险将增加60%。炎症分子的促癌效应甚至可见于代谢正常的超重者，也就是说，即使他/她早期并没有糖尿病、高血压、心脏病等代谢疾病的早期预警体征或症状，也可能会罹患癌症。由于超重者的患癌风险较正常体重者为高，因而要肥胖并健康着实在不太现实。

其他因素也能增加与体重超标有关的癌症风险。与体型匀称者相比，体型肥胖者的类固醇激素水平显著改变，导致芳香化酶过度活跃。在脂肪细胞中，芳香化酶可将雄激素转化为雌激素。对乳腺癌、子宫癌、卵巢癌等雌激素依赖型癌症而言，过量雌激素对其发病有重要影响。肥胖的另一个消极作用是扰乱机体正常的糖代谢。正常情况下，在胰岛素的介导下，脏器可重吸收血液中的葡萄糖，而这一功能因肥胖被阻断，这一过程称为"胰岛素抵抗"，它与血液中血糖水平升高有关（高血糖症），也与胰腺代偿性分泌大量胰岛素来弥补其低活性有关。日积月累，胰腺的分泌功能衰退，胰岛素分泌不足最终导致了2型糖尿病。

研究显示，对于肥胖的人而言，糖代谢的紊乱对癌症病情的发展有重要影响。考虑到可能引发糖尿病的不良饮食习惯已波及全球，同时糖尿病会增加约40%乳腺癌的患病风险，这就解释了全球乳腺癌发病率激增的原因。然而，即使没有患糖尿病，高血糖症也足以诱发癌症，空腹血糖值高于正常的人死于癌症的风险是正常人的2倍（图3-5）。

婴儿食品

除了对代谢方面的影响，加工食品中还严重缺乏维持结肠肠道菌正常功能所必需的"大分子"化合物。这些食品不仅含过高热量，而且其所含的能量更易被小肠吸收，以至于无法为数以亿计的肠道菌群提供足够的"养分"。正常情况下，肠道菌群吸收食物纤维以及大分子中的营养，进行生长增殖。豆类和谷物中的淀粉以及纤维大分子主要在结肠肠道菌中发酵，从而产生像短链脂肪酸这样有抗炎作用的有益物质。由

于被人为刻意做成易吞咽、易消化，加工食品中极度缺乏大分子物质，导致这一对健康尤为重要的发酵能力并未发挥功能。例如，据估算每一口"正常"食物都应经过25次咀嚼后才能吞咽。与此相对，低纤维高脂肪的加工食品因脂肪的"润滑"，只需要咀嚼10次就能被吞咽。现代加工食品实际上是被设计成通过"最小"的吞食努力获得"最大"能

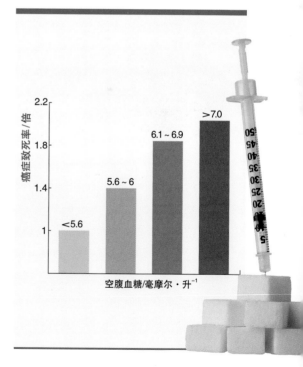

图3-5 高血糖相关癌症风险增长趋势

源自Hirakawa，2012.

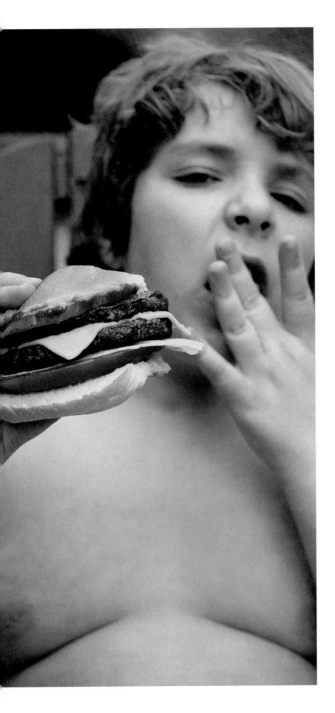

量的"成人婴儿食品"。

有研究表明，加工食品打乱了肠道菌群的稳态平衡，增加了与肥胖有关的癌症风险。例如：结肠癌患者粪便样本的分析结果显示患者结肠中用以消化食物纤维的肠道菌数量减少，而这类肠道菌可以有效地拮抗结肠癌的发生。与此同时，一类代谢后会产生炎症分子的菌群却成倍增长。这种菌群分布的差异也会诱发肝癌，因为多数肥胖人群的肠道菌能产生去氧胆酸。它是胆汁代谢的副产品，具有损伤肝细胞DNA的特性，造成肝细胞基因突变。另外，肥胖者的肠道菌群能更有效地吸收食物能量，这些菌群的构造会使肥胖人群体重增长，相应的，也会增加患癌的风险。一直以来，畜牧业从业者都深知抗生素能加速动物体重增长。研究人员将此归因于肠道菌群的紊乱，同时还有助于"高能量输出"菌群的生长。无论这一情况是否属实，这些肠道菌的改变是可逆的，只要简单地在饮食中加入足量的植物性食物我们就能重建良好的益生菌群，从而享受它们给健康带来的益处。

21世纪的烟草

人们长期食用廉价食品，摄入过量糖分和脂肪，同时还要被没完没了的促销广告诱惑，这就是当下肥胖蔓延全球的主要原因。这种饮食方式对健康是毁灭性的。我们的新陈代谢机制已发展到在食物匮乏之时能发挥最佳功能，却完全无法应对食物能量过剩的情况。体重超标导致的新陈代谢紊乱和长期炎症环境为癌症等多种疾病的发生创造了理想的条件。此外，因为肥胖症已蔓延全球，我们还能发现现有的饮食习惯对癌症患病风险有极大影响，预计发展中国家每年将新增超过2 200万癌症新病例。这些国家除了要处理由感染引发的癌症（如肝癌、胃癌、宫颈癌）外，还要面对那些过去罕见的癌症（如乳腺癌、结肠癌），而这正是由于他们长期摄入从富裕国家进口的加工食品，以及当地人

民肥胖且缺乏锻炼引起的。

与烟草依赖相似，一些企业罔顾消费者身体健康，将经济利益置于首位，从而造成了肥胖这一不幸后果。此外，加工食品市场逐渐兴起，渗透到各地，与此同时，吸烟的需求量也日益增长，这让我们意识到它们采用了相似的市场营销策略。当我们研究食品业巨头是如何将其市场行为合法化时，会发现垃圾食品和烟草业是惊人的相似（表3-

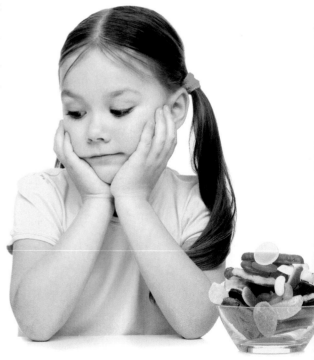

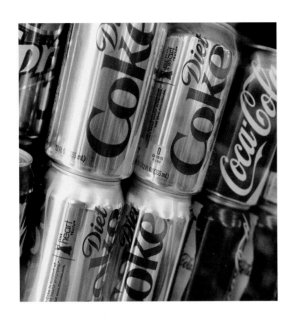

表3-2　食品行业将产品合法化采用的
主要策略

- 将无处不在的不良饮食习惯归咎于个体责任
- 坚持认为政府监管力度的增强会损害个体自由
- 用偏激的语言诋毁批判者
- 反击削弱那些不利于他们的研究结果
- 将人们的注意力从饮食习惯转向身体运动
- 声称食物本身没有好坏之分

2）。然而无论怎样，消费行为是一种个人选择，所以消费者有责任避免因过度吸烟或食用垃圾食品而导致的健康危机。

另一个更隐蔽却又常常被企业三令五申的论点是，食物本身并没有好坏，只是摄入太多会有害处。然而如果真的没有有害食物，那么当下的肥胖流行之势将永难发生。研究清楚地显示，即使是年轻人，且他们每日摄入的碳酸饮料和快餐在额定范围内，定期摄入这些食物也会引发肥胖以及其相关疾病。因此，即使是在那些过去的膳食参考地区（如冲绳和克里特），我们也可以发现这类食品数量的增加和饮食习惯的变化才是根本的问题所在，也是这些地区人们健康恶化的根源。我们必须对这一行业持批判态度，并意识到它们提供的高度加工食品对健康有害。原因显而易见，长期食用这些食品的风险远高于其带来的短期利益。以香烟为例，在经常的情况下，短期吸入无毒的物质也会因长期吸入而变得有毒。我们不能重蹈烟草的覆辙，不能等肥胖损害过度后才采取行动。消费者在直面这一产业之时一定要学会自我保护，同时公共健康机构必须采取适当举措保护那些社会中意志最薄弱的群体，因为他们正是这种不负责任商业行为的目标人群。

我们可以为近年来显著下降的吸烟率而感到庆幸，然而我们必须认识到，单是肥胖患者的增加一项，就可以抵消吸烟人数下降带来的益处。更令人担忧的是，儿童超重和肥胖的人数与日俱增。比如在美国，儿童肥胖人数在30年内几乎翻了两番；2000年，6～11岁的儿童中有15%患有肥胖症。这些儿童中大部分成年后依然肥胖，因此患上肥胖相关癌症的风险也较高。如此看来，应从儿童时期就开始尽早投身到与肥胖的斗争中，因为肥胖的危险很早就在体内"扎根"，半数肥胖青少年在他们幼儿园时就已体重超标。

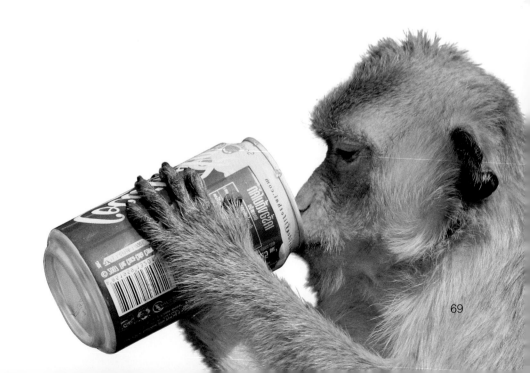

69

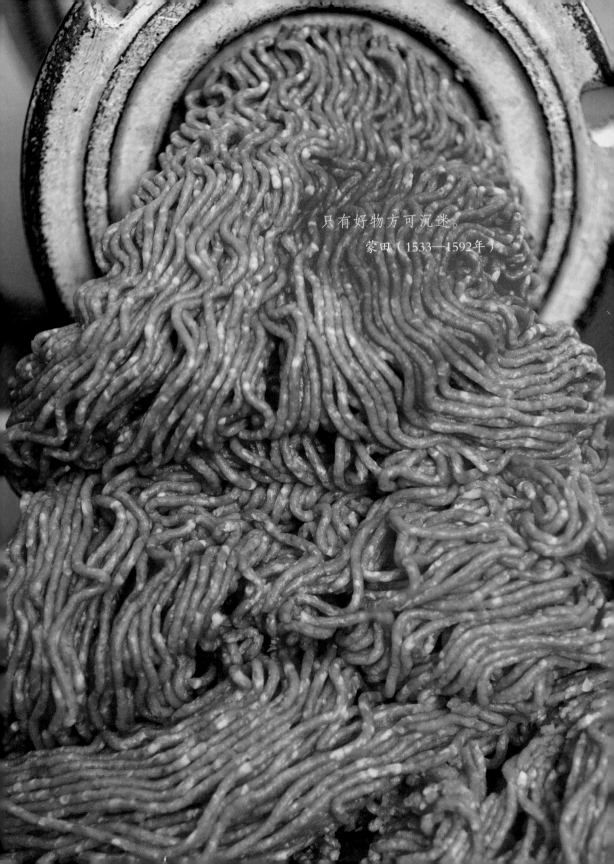

只有好物方可沉迷。

蒙田（1533—1592年）

第四章

肉类食物：当癌症遇见红色肉类

建议

将红色肉类（牛肉、羊肉、猪肉）的摄取量限制在每周 500 克左右，进餐时选择以鱼类、蛋类及植物蛋白质为主的食物来替代红色肉类。

源自：世界癌症研究基金会

法语中的viande（肉类）一词是由拉丁语"vivenda"（即生活、生命之意）衍生而来,在很长一段时间里都是固体食物的统称，既可指代面包、蔬菜、坚果，又可指代以动物肉或鱼类为主的正餐。例如，在路易十四位于凡尔赛宫的晚宴中，当"Messieurs, à la viande du roi"（先生们，这是国王赏赐的盛宴）这句话响起时，其意思并不侧重指代动物肉，而更多的是指太阳王生活中不可或缺的各种珍馐。只是到了后来，人们才开始用"viande"来特指猪、牛、禽类等可食用动物。其在含义上的转变很好地体现出这些食物对于人类固有的吸引力，同样也体现出这些食物在人类饮食中的普遍性。

许多社会、文化以及经济因素可以用来解释肉类为何在人类饮食中占据主导地位，但其主要原因却非常简单：大多数人喜爱肉食只是因为肉类味道非常可口！虽然烹调生肉毫无情趣可言，但在烹调的过程中，肉类会产生一系列复杂的化学反应，这些化学反应会产生成千上万极其芳香的分子，从2-甲基-3-

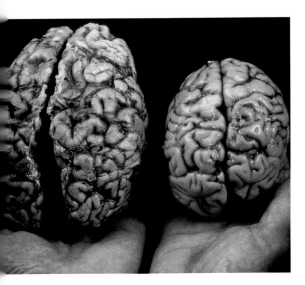

∧ 左图为人类大脑，右图为黑猩猩的大脑

呋喃硫醇到3-巯基-2-戊酮，并且还包括数以百计由肉类糖分及蛋白质间反应所生成的挥发性物质。在这些分子中，有些挥发出的香味会让人想起水果的味道，有些则是蘑菇或坚果的味道，然而经过大脑的整合，这些分子会产生一种新的香味，一种无法在自然界中找到，仅在烹调时才有的香味，即烹饪肉类时所散发出的无与伦比的香味。

肉类食物之所以美味，还不仅仅如此！烹饪肉类除了会产生独特的香味外，还会释放出两种能够被味蕾中味觉受体感知到的分子，即谷氨酸和肌苷酸分子。这些味觉受体能够专门识别鲜味

（umami，这个词由日语中的umai与mi二词组成，前者表示美味，后者表示味道），并将这种味道传输给大脑，让大脑意识到富含蛋白质食物的存在，从而激活大脑中的快乐中枢以及奖励中枢，使得肉类菜肴令人食欲大动。而拒绝肉类佳肴对人类而言则十分困难——包裹胎儿的羊水中富含谷氨酸，这就意味着自人类拥有生命那天起，大脑的快乐中枢就开始受到这种物质的刺激。

从草食动物到杂食动物

人类对于肉类食物的偏爱早已不是什么新鲜事。大约300万年前，我们的远古祖先能人（Homo habilis）就抛弃了大猩猩那种几乎只吃植物的传统饮食习惯，开始在植物中添加肉类食物，这些肉来自食肉动物留下的食物残骸。能人通过这种方式尝到了动物肉的滋味，并变成了猎手。对于能人来讲，这是一项危险的活动，因为他们拥有较小的体型（身高约1.2米，体重约40千克），缺少较快的速度，也没有爪子及锋利的牙齿，

（下转第74页）

强健大脑

尽管人类大脑仅占体重的2％，却独自消耗着静息状态下机体20％的能量。处于警觉状态下的大脑对于能量的需求则更为巨大，每10亿个神经细胞需要约25.104千焦能量。为了人类大脑可以在进化过程中得以发生惊人的发展，因此人类的远古祖先不得不将他们每日的热量摄取增加大约2 928.8千焦。

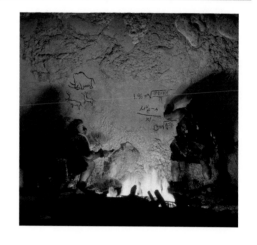

毫无疑问，如果原始人类还固守着大猩猩的草食性饮食习惯，那这种程度的能量需求是非常难以满足的；如果让原始人类仅靠吃周边的植物性食物来满足这种额外的能量需求，那一天需进食9个小时以上，考虑到搜集到足够食物所需要的时间，这种方式显然是不可能的。

食用肉类使这种能量需求问题得到解决，并成了促进了人类大脑进化的催化剂。一方面，由于肉类是高热量食物并富含大量必需维生素及矿物质，能够满足功能增强后的大脑运行所需的最基本能量需求。而另一方面，也是更为重要的一点，就是智商的提高使原始人类能够制作并使用工具，原来那些难以获取的高能量肉类及食物，在工具的帮助下，变得较为容易获取。例如骨髓或大脑，它们为神经元发展提供其所需的多元不饱和脂肪酸。随着智商的进步，人类能够熟练地使用火，并开始烹饪食物，这使得食物更容易被消化，进而增加了能量及必需营养物质的摄入量。质量更高的饮食有助于缩短婴幼儿哺乳期，从而提高了女性的平均生育数量，这意味着人口数量的飞快增长。

（上接第72页）

这些缺点使他们无法成为合格的猎手，更不要说是捕食者，但这次转变却对人类后世的进化起到了非同凡响的作用。因为肉类属于高热量食物，并富含必需的营养物质，所以能够提供大脑发育所必需的额外能量。食用肉类使人类的脑容量得到了惊人的发展。能人通过这种鲁莽的行为，从靠捡拾才可获得肉类的弱者角色，转变成了可怕的捕食者角色，能够以智慧获取肉食，使之成为他们宝贵的能量来源。然而，这些新的饮食习惯并没有将我们变成肉食动物。虽然我们享用并消化肉类食物，但我们既不在解剖结构上（牙齿、颌骨及胃）与依靠肉类为生的肉食动物相似，也不在生理功能上（尿酸代谢）与其相似。从生理层面来看，人类实际上是以植物源性食物为主的杂食性生物，但从文化层面上看，人类习惯于多元化饮食，习惯于在饮食中添加多种肉源性食物。

红色肉类与白色肉类

我们今天所食用的肉类与史前时代那种在荒野生存中所获得的肉类是非常不同的，是早期文明不遗余力驯化野生动物的成果。不论是10 000年前土耳其东南部的绵羊、山羊和牛，还是8 000年前土耳其和亚洲的猪，抑或是8 000年前东南亚的鸡，所有这些动物的存在使得人类可以依赖于肉类的正常供应得以生存，而同时人类的生活也更为安逸。值得惊叹的是，一万年后的今天，构成人类饮食主力军的，仍然是这些动物肉类，在加拿大，鸡肉、牛肉及猪肉占据着每年肉类食用量的90%（图4-1）。

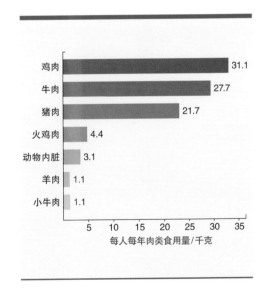

图4-1　加拿大主要食用肉类品种

源自Robitaille, 2011.

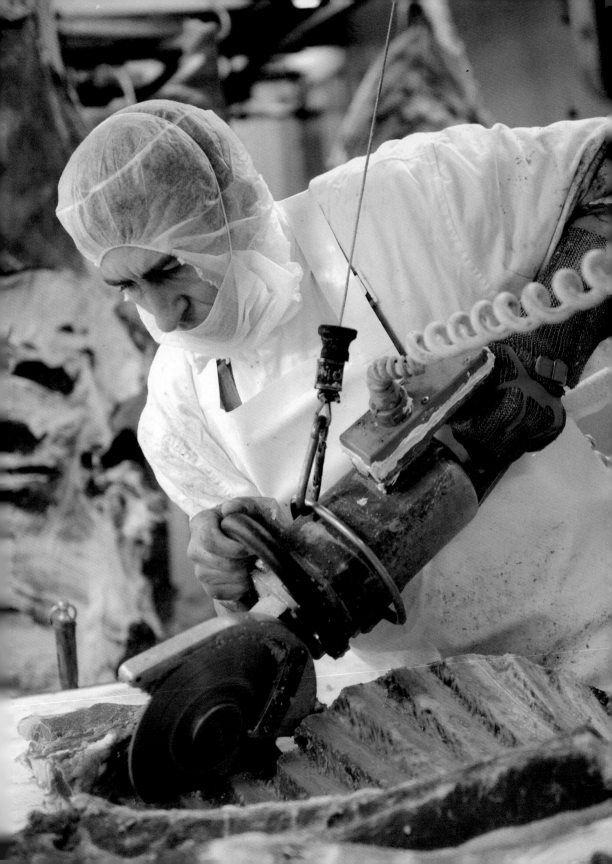

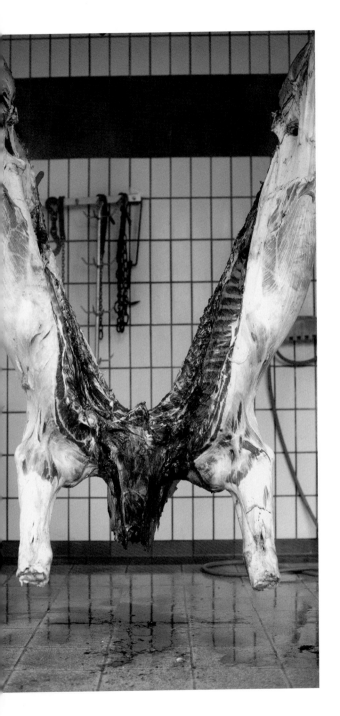

　　所有的肉类食物，无论源自牛、羊、猪或是禽类，其肌肉都具有相似的结构，即由肌纤维、动物脂肪及结缔组织构成。然而，这些成分在肌肉的构成比中，却有着显著的差异，尤其是其脂肪含量：相同重量的肉类，其脂肪含量可根据其部位从禽类肉中的不到1%到牛肉中的大于30%。这些肉中不同的脂肪含量，很大程度上决定了肉类的不同口味，特别是位于肌纤维间的脂肪含量（例如被牛肉爱好者们高度评价的大理石纹牛肉，其实这些大理石纹就是这种肌内脂肪）。但是，这些不同种类的肉所具有的最明显可视性差距则是它们的颜色：牛肉、猪肉、羊肉及马肉这些都被称之为红色肉类，而禽类如鸡肉或火鸡肉则是白色肉类。究竟是什么造成了这些肉在颜色上的不同呢？乍一看，这貌似是个无关紧要的问题，但事实上却恰恰相反，这个问题对于理解肉类对于人体健康的各种影响起到了十分重要的作用。

红色肉类

肉之所以是红色，并不像很多人想的那样是因为肉里含有血液。红色其实源自这种肉类的高肌红蛋白含量；肌红蛋白是一种通过与血红素辅基（一种含铁的辅因子）相互作用从而与氧气相结合的蛋白。这种血红素铁使肌红蛋白能够在肌肉中储存氧气，从而供养肌肉收缩所需要的高强度代谢活动。那些需长时间保持工作状态的肌肉，例如帮助保持平衡或行走的肌肉，需要更多的氧气。因此，这部分肌肉往往肌红蛋白含量更高（牛肉中1%～2%，猪肉中0.2%）。在生性好动的野生动物中（野牛、麋鹿），有时肌红蛋白的含量甚至高到肉看起来都成了黑色。

肌红蛋白与氧气相互作用所产生的变化导致了红色肉类在储存或烹饪时颜色上的变化。例如，当温度达到约60℃（140℉）时，肌红蛋白中的铁失去了一个电子（也就是说铁被氧化了），之后铁原子便无法再与氧气结合，使得烹调过的肉类呈现特有的褐色。

肉类的颜色也可以通过化学作用改变。在一些国家，人们有时会将少量一氧化碳（CO）加到肉中，这样既可防止肌红蛋白氧化又可让袋装肉类的红色看起来更加吸引人。但是，这种红色却能在肉类变质后依旧惹眼讨喜，这便增加了食物中毒的风险。另一个人工改变肉类颜色的例子则是"粉红肉渣"，一种牛肉加工过程中剩余的边角料做成的肉泥并添加氨气以除菌。在这种添加氨气后的碱性条件下，肉类会具有一种特别倒人胃口的粉红色，但是这并没有阻止美国政府批准粉红肉渣的商业性使用，即成为碎牛肉或加工肉的填充料，就像冷切肉一样。

加工肉类

以加工肉制品的形式来处理肉类可以追溯到古代，这种技术在制冷技术发明前可以延长肉类的保质期。之所以这样做是因为，肉类的营养价值并不仅仅吸引人

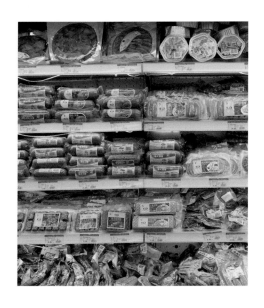

类；微生物同样喜欢肉类并且能够在很短的时间内使其腐坏从而无法为人类所食用。例如，古希腊人和古罗马人，他们将血或充分切碎的肉块填塞到动物的内脏或胃里，并将盐、调料及香料作为防腐剂加入其中。其中最为重要的一环就是使用大量的盐，因为盐能使肉局部脱水，从而减少潮湿的环境所造成的病菌繁殖与扩散。实际上，英文中"sausage"（香肠）这个词来源于拉丁语的"salsus"，即"咸的、含盐的"意思。

早期的专业屠夫们，包括相传是血肠创造者的希腊大厨Aphtonite，都并不知道他们所用的盐里含有硝石（硝酸钾）这种成分。这是一个惊喜的意外，因为这些硝酸盐属于强力抗菌剂，当时一定挽救了很多人的性命，使他们免受多种潜在的致命性中毒物质的伤害，如肉毒梭状芽胞杆菌。硝酸盐的另一优势在于其可以降解为亚硝酸盐并能进一步降解为一氧化氮（NO），一氧化氮能够与肌红蛋白相结合，进而将肉变为桃红色并使其能够储存数个星期而不腐坏。

白色肉类

白肉是由所谓的"快"肌纤维所组成，快肌纤维主要参与机体短时间内的无氧运动。因此，这些肌肉并不含有或仅含有非常少量的肌红蛋白，其能量则主要来源于糖原，一种作为糖类仓库的葡萄糖聚合物，这种葡萄糖聚合物为肌肉收缩提供了所需的"燃料"。像鸡和火鸡这样的禽类几乎不飞行，并且已经习惯于运用它们的翅膀进行快速但距离较短的移动，因此，它们的胸肌中几乎完全不含有肌红蛋白。另一方面，这些禽类动物行走较多，所以它们的大腿需

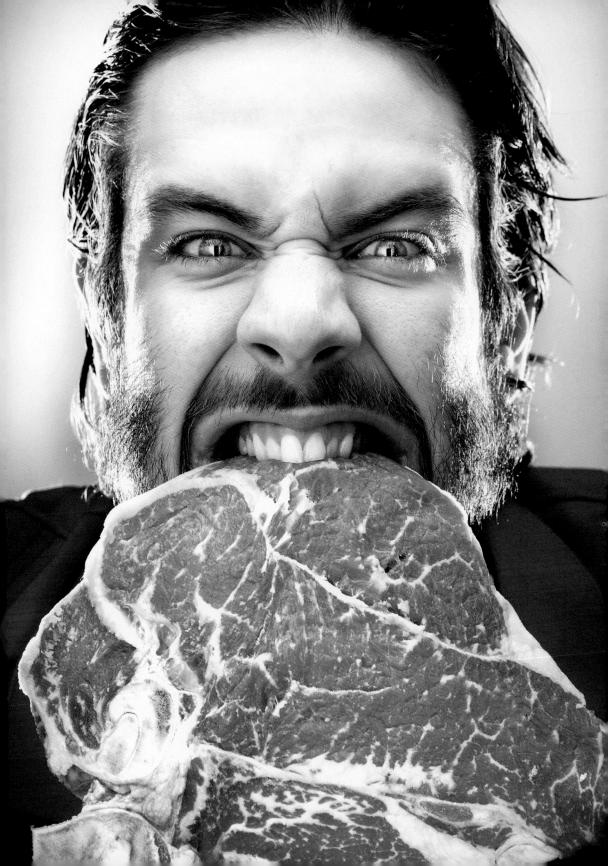

要更多的氧气来维持它们的速度，因此它们大腿肌肉中的肌红蛋白含量较高，并且看起来颜色较暗（褐色）。

肉食性动物的风险

尽管肉类曾经是一种奢侈的食物，一度十分昂贵，仅在重要场合食用，但随着现代社会大规模农业产业化的发展，肉类食物不但容易买到，而且价格低廉，从而使其在现代饮食中变得十分常见。除了印度，出于宗教的原因，这个国家有40%左右的居民，根本不吃或不常吃肉，在世界大部分地区，肉类食物的消耗量已呈爆炸性发展态势。例如，在中东或东亚的发展中国家，人们过去习惯于吃少量的肉，但是现在则不然，人们对于肉类食物的摄入量已是原来的2倍，有时甚至达到了原来的5倍，而这一趋势似乎在接下来的几年中会一直持续下去。即便如此，工业化国家依旧是这个领域无可争议的领头羊，这些国家的人均肉类食物摄取量是世界上其他国家的2倍。

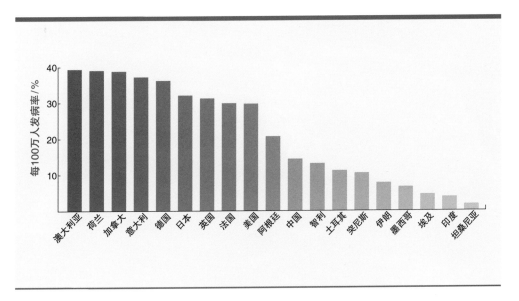

图4-2　2008年世界范围内结直肠癌发病率

源自Globocan, 2008.

很久以前人们便知道高比重红肉及低比重植物性食物的饮食方式加上体重过重及久坐不动的生活方式增加了结直肠癌的患病风险。这种生活方式对于健康的影响是惊人的，像北美或欧洲这种工业化国家，其民众结肠癌的发病率是印度或位于中东及非洲国家人民的5～30倍（图4-2）。

日本向大家展示了一个惊人的例子，那就是一个社会的工业化会如何迅速地影响癌症发病率。第二次世界大战以前，在日本人悠久的饮食传统中，海鲜及豆类植物，如大豆，一直都占据着很大的比重，但此后，日本人从根本上改变了他们的饮食习惯，肉类食物的摄入量激增到原有水平的700%，红肉摄入量的增长尤为显著，而且，日本超重的人数也是越来越多。30年前，日本的结直肠癌发病率在世界上仍属于最低的几个国家之一，然而生活方式的明显改变导致日本在这个癌症上的发病率增加了400%，目前其发病率已与欧洲及美洲的一些国家接近。并且，发病率的激增在年轻人群中尤为凸显，主要体现在35～40岁人群中，这表明接触西方的生

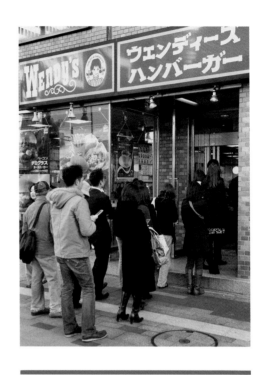

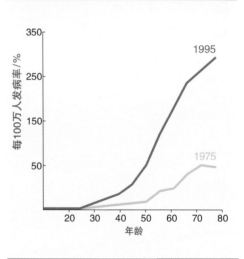

图4-3　日本各年龄层结直肠癌发病率

源自Kuriki和Tajima，2006.

81

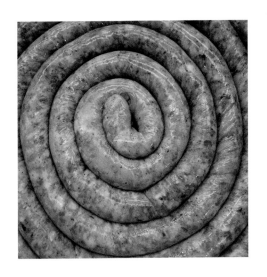

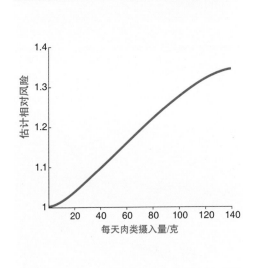

图4-4　摄入红肉以及加工肉类对增加结直肠癌患病率的影响

源自Chan，2011.

活方式会导致癌前病变的快速形成并极大加速了癌变的发展过程（图4-3）。

　　红肉和加工肉类经常被看作是工业化国家结直肠癌高发的原因。一些研究表明，那些大量摄入红肉或加工肉类的人群罹患结直肠癌的风险较仅少量进食这些食物的人群增加了约30%。日均摄入50克红肉或加工肉类，患癌风险将增加10%左右，而每日摄取红肉或加工肉类超过120克者，其患结直肠癌风险最高（图4-4）。这种影响仅在摄取红肉的情况下发生；摄入鸡肉或鱼肉对患癌风险并无影响。

　　红肉不仅会增加患结直肠癌的风险，还对人类的寿命有不利影响。一项涉及50万人的大样本研究表明进食红肉及肉制品与死亡率呈线性递增关系，每日吃160克红肉或肉制品的人，其早亡风险较常人高出50%（图4-5）。后续分析表明，这种不利影响主要归因于加工肉类的摄入（熏肉、香肠、腊肠、火腿……）。摄入此类食物最多的人群，其死亡率可增长20%~40%。而每日摄入新鲜红肉（牛肉、猪肉、羊肉）最多的人群，与平常摄入很少或根本不摄入此类食物的人群相比，其早亡风险则增加了13%。

致癌物质的生成

进食过多红肉所带来的对于健康的负面影响反映出红肉的高热量密度特性，同样也反映出在烹饪或保存时，红肉所发生的主要生物化学变化。首先，人类需要承认在进化过程中扮演过重要角色的红肉中的高热量物质已在当今

食物过剩的社会显得格格不入，进食大量红肉更易导致超重或肥胖。其次，一些研究表明，大量摄入红肉的人群，其患2型糖尿病的风险更高，因为此病与超重密切相关。由于肥胖是导致某些癌症（尤其是结直肠癌）的主要危险因素（见第三章），因此进食过量红肉所导致的热量过剩则肯定会增加结直肠癌的患病风险。

此外，人们认为还有些因素也可能导致癌症在摄入大量红色肉类以及加工

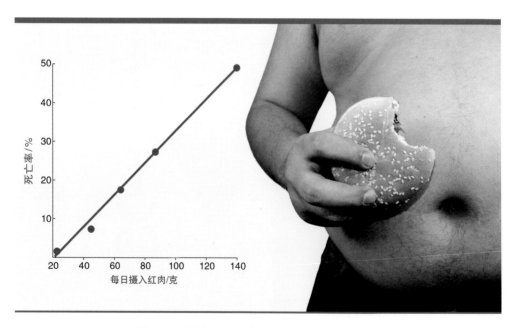

图4-5 摄入红肉对增加早亡风险的影响

源自Sinha，2009.

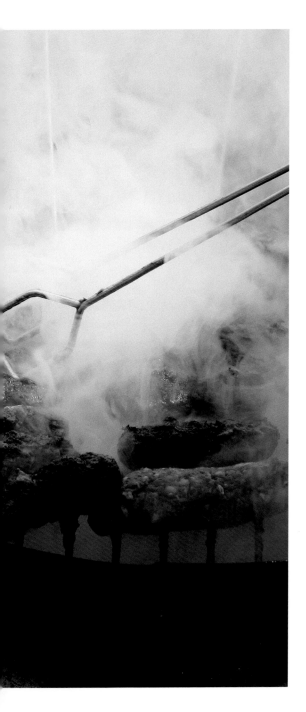

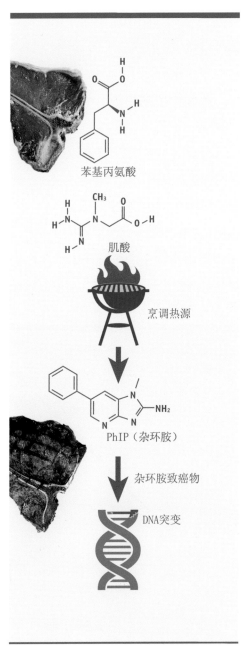

苯基丙氨酸

肌酸

烹调热源

PhIP（杂环胺）

杂环胺致癌物

DNA突变

图4-6　烹饪时致癌物的形成

肉制品的人群中进行扩散。例如，这些食物中所含的血红素铁会产生自由基并促进亚硝胺基化合物的形成，而这些亚硝胺基化合物则有着十分危险的特性，即能随机地与人类的遗传物质相结合，进而引起人类DNA的突变。因为肉制品既是这些致癌化合物的主要来源，也含有能够转变为亚硝胺类物质的亚硝酸盐，所以这些分子很可能会导致加工肉类对世界部分地区人们的健康产生不利影响。

烹饪红肉可能也会加重其对健康的不良影响。在高温状态下（大于摄氏200℃或大于400°F），肌肉细胞中出现的大量肌酸会与蛋白质中的氨基酸产生化学反应，从而形成一种称为杂环胺（HCAs）的物质，这种杂环胺也具有与人类DNA相结合并诱导癌症发生的作用（图4-6）。

这些复杂的分子很容易看出来：肉越焦则杂环胺的含量越高！以牛肉为例，烹调时间较短时（五分熟），其杂环胺含量较低，但当牛肉被煮成全熟时，这种致癌物质的含量较之前则翻了

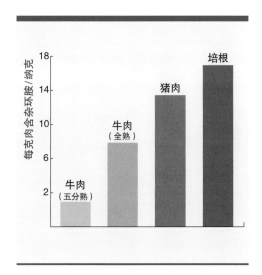

图4-7　不粘锅烹调红肉所产生的杂环胺

源自Puangsombat等，2012.

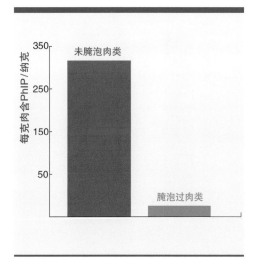

图4-8　烹调时加入腌泡汁对杂环胺形成的影响

源自Salmon等，1997.

3倍，而像熏肉这类肉制品在制作过程中杂环胺含量则更高（图4-7）。人类已在高温烹调的肉类中发现了15种左右的致癌分子。另外，一些研究也显示大量摄入烧焦的肉类会增加结肠癌、胰腺癌及前列腺癌的患病风险。

但是，将肉浸入初榨橄榄油中，并在橄榄油中加入大蒜及柠檬汁或百里香、迷迭香这种香料，即可轻松消除掉肉中含有的这些分子（图4-8）。这种

腌泡汁也可以减少70%丙二醛的生成。丙二醛是动物脂肪的副产物，能够增加患心脏疾病的风险。含有如红烧酱汁或姜黄的腌泡汁则更为"亚洲化"，这种腌泡汁可以减少三分之一杂环胺的生成，而饭店中的烧烤调料则会制造出3倍于正常水平的杂环胺。即便工作繁忙的人也可以将杂环胺的生成减半，他们仅仅需要在烹饪碎牛肉前添加姜黄（0.2%）或相关香料（凹唇姜、高良

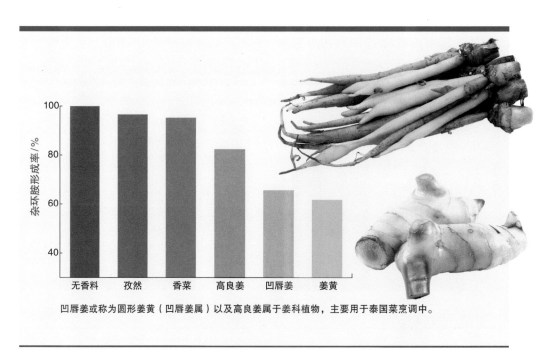

凹唇姜或称为圆形姜黄（凹唇姜属）以及高良姜属于姜科植物，主要用于泰国菜烹调中。

图4-9　加入不同亚洲香料对减少杂环胺形成的作用

源自Puangsombat等，2012.

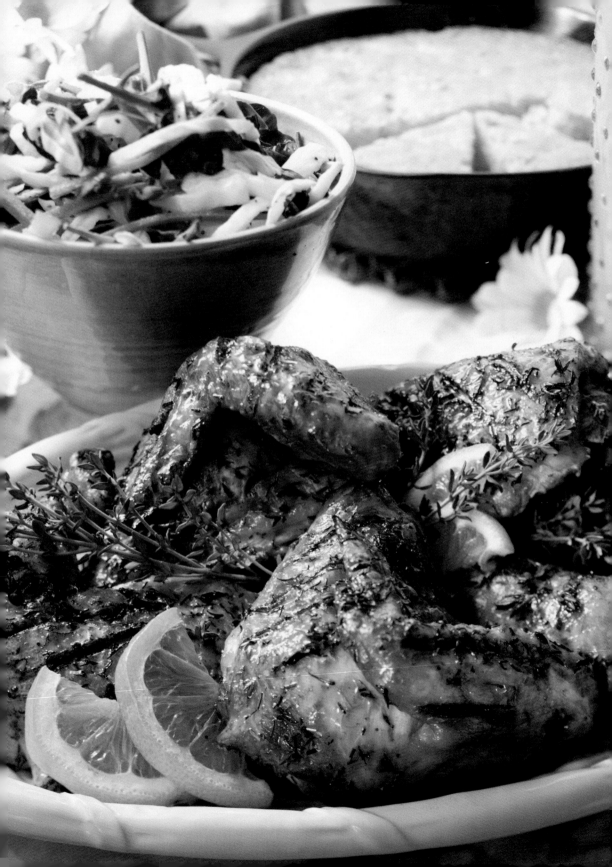

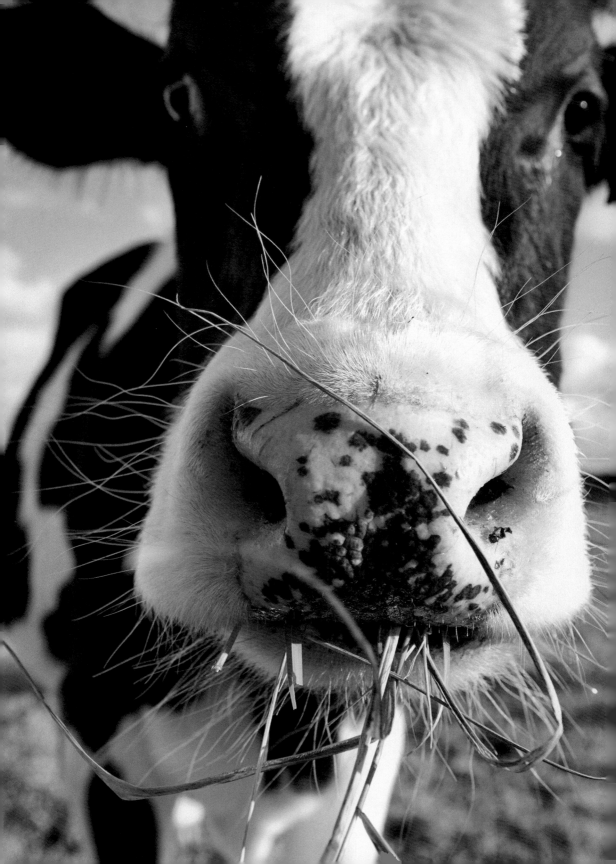

姜）即可（图4-9）。减少烹调致癌物的方法无穷无尽，而其中一种则来源于加勒比人古老的烹调传统，他们习惯于在烤肉（*barbacòa*）前将肉在香料以及姜黄中浸泡，而这就是如今烤肉的前身。

今天的肉类

农业产业化的发展使红色肉类生产出现爆发式增长，而这种增长导致了肉类成分的重要变化。肉用牛这种反刍动物通常以三叶草和苜蓿这些植物为食，但这些动物现在则是通过玉米和大豆来催肥的，通过摄入这些食物来加速它们的生长以便尽快宰杀。牛在饮食上的这些变化对于牛肉的成分有着重要的影响，因为玉米是淀粉的来源之一，进而也是糖类的来源之一，而这种糖能够被动物转化为脂肪。通过这种喂养方式获得的牛肉其脂肪含量大约是草饲牛肉脂肪含量的2倍，这些脂肪就堆积在肌肉中。因此，现在市面上大多数的牛肉切片中都能找到"大理石纹"，这些纹路向我们表明了哪些牛的生长是通过人工

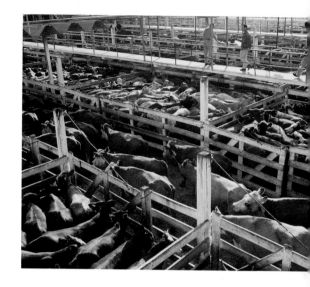

喂养大量糖类而加速完成的。

这种饮食方式对于肉类中必要的促炎Ω6及抗炎Ω3脂肪同样有着重要影响。玉米中并没有Ω3，所以，进食这种谷物的动物与草饲动物相比，其抗炎脂肪的含量仅为后者的三分之一（图4-10）。而对于Ω6脂肪来说，则恰恰相反，通过喂食玉米而获得的牛肉，其促炎脂肪含量是草饲牛肉的2倍。因此，牛饮食上的改变所带来的后果是十分严重的，现在的牛肉其Ω6与Ω3比例约为13∶1，而经过传统方式饲养得到的牛肉，其比值则是2∶1。这一差异十分显著，因为西方饮食中Ω6脂肪的含量比

Ω3脂肪含量多10～30倍，这会导致体内炎性环境的形成，这种环境可以促使许多慢性疾病发病。关于癌症，还有一件有趣的事情，那就是在阿根廷，吃牧场长大的牛肉（草饲牛肉）是一种民族特色，而尽管阿根廷人在牛肉方面的摄入量是加拿大人的2倍（阿根廷人均58千克，加拿大人均27千克），但其结直肠癌发病率却仅为加拿大结直肠癌发病率的1/2。大家都说人类吃什么就像什么，这一点毋庸置疑，但同样地，我们吃的动物吃什么，也决定了我们像什

么。与红肉制品相关的畜牧业极端产业化发展，很可能导致了过多摄入这些食物对健康产生的不利影响。

因此，过量摄入红肉及加工肉类而危害健康的原因有很多，从肉类含有的高热量物质，到烹调或储存时产生的致癌化合物，再到非正常指标的低抗炎Ω3脂肪酸含量。人们需要牢记的一点是，有研究表明大量吃肉的人往往吃的植物性食物较少，从而失去了他们珍贵的抗癌盟友。例如，研究已经表明，绿色蔬菜如菠菜能够通过降低毒性分子的

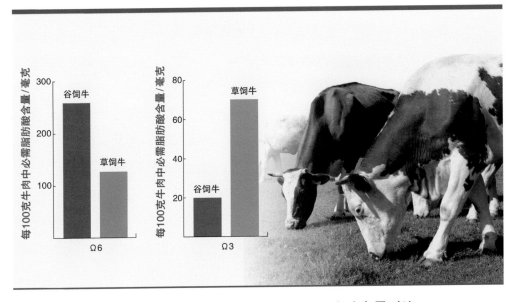

图4-10　谷饲牛和草饲牛中Ω6及Ω3脂肪含量对比

源自Miller, 1986.

致癌作用而扭转肉类中血红素铁或杂环胺所造成的危害。

不容忽视的间接伤害

每年有超过530亿只动物被宰杀来满足人类的食用需要，显而易见，畜牧业对环境造成了巨大影响。温室气体的产生，为生产出足够多饲养动物的谷物而导致的耕地和水的大规模使用，以及将动物囚禁在十分有限的空间里，这些都是畜牧业集约化的后果，而这些后果能导致地球生态系统在中长期发生剧变。

抗生素的大量使用也是因大规模畜牧业而导致的间接伤害，会对人类健康造成严重的影响。在20世纪40年代，人们注意到服用过抗生素的动物长得更快体型更大，这样不但可以降低生产成本，也可降低销售价格。起初，抗生素是作为药物为患病动物治病所用，但现在已成为畜牧业不可或缺的一部分，甚至供给健康动物服用。在美国，据估算每千克肉类和蛋类的产出需使用约300毫克的抗生素，而这个国家的抗生

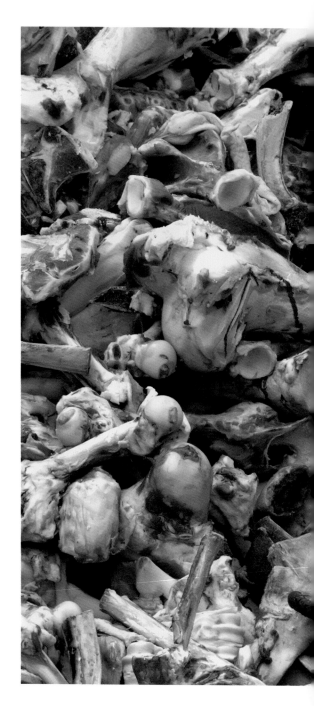

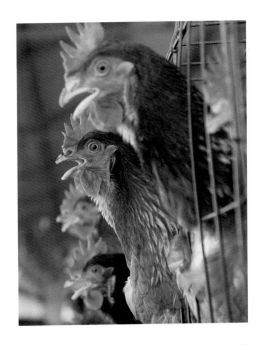

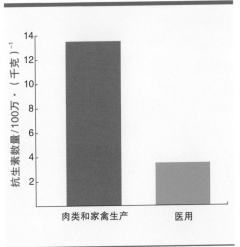

图4-11　用于工业化肉类和家禽生产的抗生素及人类医用抗生素数量比较

源自www.pewhealth.org，2013.

素有80%是用在了牲畜身上。用在健康牲畜身上的抗生素要多于用在患病的人类身上，这是件多么令人不安的事（图4-11）。

细菌适应不良环境的能力无与伦比。尽管抗生素可清除掉大量细菌，但这些药物的持续使用则会导致一些细菌产生耐药性。所以，不恰当以及过度使用抗生素会为动物体内耐药菌新菌株的出现创造条件，不仅如此，这种抗药性随后也可以传给使人感染疾病的细菌。

这种情况十分令人担忧，我们无法置若罔闻。正是由于青霉素及其后上百种新型抗生素的出现，才使我们人类的寿命在20世纪有了明显延长。在抗生素出现以前，由于当时治疗手段的无效性，若感染了如肺结核、肺炎或严重腹泻等传染病，人们常常会过早离世。从这方面来看，抗生素绝对是科学史上最伟大的成就之一，因为抗生素使我们能够战胜严重的传染病，并挽救无数的生命。

现在，经药厂研发生产出来的新型抗生素变得越来越少，如果我们不能谨慎地用药并且严格限制动物用药，那么早晚有一天，在面对细菌性疾病时，我们现有的治疗武器将无以应战。近年来耐药结核病已呈爆发趋势，仅在2012年就令17万人丧生。美国疾病控制与预防中心已经明确指出17种对于抗生素存在耐药性的微生物，而这些微生物每年能够造成2.3万人死亡。

用什么来替代它？

大多数公共卫生机构建议成年人每日摄取2～3份肉类食物或肉类替代品，相当于160～240克蛋白质。将豆类、坚果和蛋类这些既健康又高质量的食物称作肉类的"替代品"着实有些不太公平，因为它们本身就是优质蛋白的来源，吃进去的每一口都跟肉类食物中的优质蛋白一样富有营养。而且这些替代食物确实可以挽救生命。无论是鱼肉、禽类肉、坚果还是豆类，这些蛋白质来源作为红肉的替代食物可以迅速降低因红肉引起的早亡率的上升趋势，将早亡风险从20%降到7%。我们同样不应忘记那些富含脂肪的鱼类，如鲭鱼、沙丁鱼和鲑鱼，这些鱼类是长链Ω3脂肪酸的主要来源，也是二十碳五烯酸（EPA）和二十六碳六烯酸（DHA）的主要来源，这些物质对于保持组织内抗炎抗癌环境有所帮助。

我们不能因为美味的肉类食物就忘记了当下我们所消耗的动物肉类要远远超过推荐的摄入量，我们也同样不能忘记膳食蛋白质来源多样化的重要性。在这方面，植物性食物在膳食中显得尤为重要，因为与主要进食植物来源的蛋白质相比，那些整天啃食动物来源的蛋白质（肉类、乳制品）的人群，其死亡风险是前者的4倍。

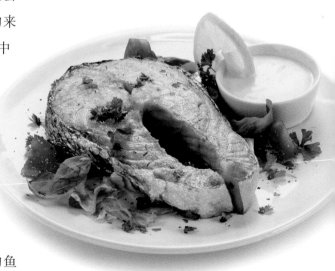

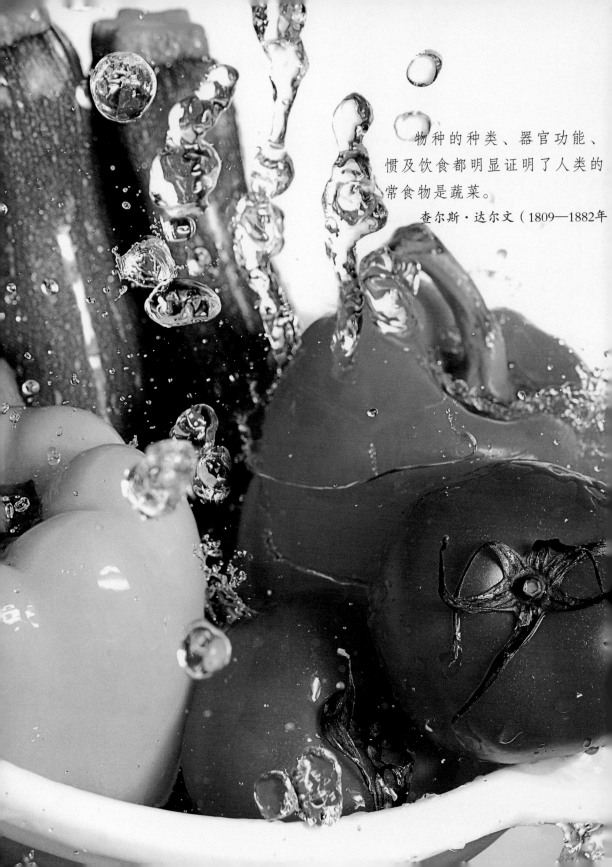

物种的种类、器官功能、
惯及饮食都明显证明了人类的
常食物是蔬菜。

查尔斯·达尔文（1809—1882年

第五章

植物：给癌症来点真正的颜色看看

建议

人们应多吃各种各样的水果、蔬菜、豆类以及谷类食物，一顿饭中三分之二的食物应由上述食材组成。

源自：世界癌症研究基金会

现代工业化饮食对于人类健康及地球生态的负面影响已经为人类敲响了警钟，不但警示着人类正在错误的道路上前进，也提醒大家，在当下，吃对人类而言已不仅仅是为了填饱肚子而进食大量热量过剩的食物，却不去考虑这些食物对于自身健康及这个世界的伤害。进食的目的并不仅仅是为了满足我们在能量上的需求，也是我们获得一系列维持细胞运行及身体整体平衡方面必不可少的元素的唯一途径。

进食过多高度加工的工业化食物之所以极其有害，其中一个原因是因为这些食物在我们日常饮食中所占的比例越来越大（在一些工业化社会这一比例已达到60%），从而使人类减少了摄取那些为健康提供重要保护性元素的食物，如水果或蔬菜。就像摄入过多热量那样，没有摄入足够量植物性食物也是现代饮食的特征之一，而这会导致所有慢性疾病的发展，包括癌症。

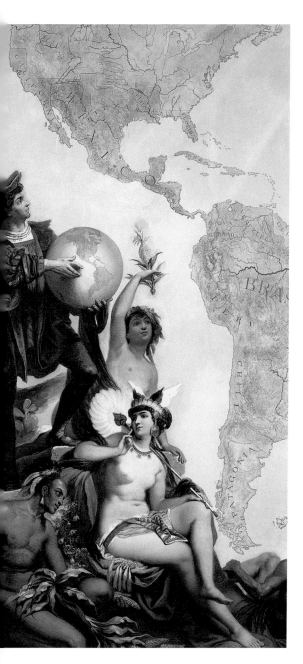

∧《克里斯多夫·哥伦布发现美洲》，选自切萨雷·戴尔·阿夸（CesareDell'Acqua）（1821—1905年）《查理五世领土的寓言》

植物全球化

人类与植物性食物之间的特殊关系可追溯到很久以前。从史前采集狩猎部族的成员到行遍全球探索未知大陆的首批探险者们，找寻可以食用的植物一直都是人类关心的主要问题之一，因为这样既可以确保人类的生存，又可以使人类在烹饪中多些选择。在地球上共有约50万种植物，其中近7 000种已证实为可食用植物，这表明人类在探索可食用植物上所做的努力，尤其是各国文明都是在其自身所处的环境中发现了那些含有大量有益于人类健康物质的植物。此外，正是出于好奇心和对新鲜事物的渴望，伴随着哥伦布发现美洲新大陆，也成就了第一次真正意义上的食物"全球化"：通过交换植物，意大利人开始用南美洲的番茄来使他们的烹饪方法更丰富，印度人用墨西哥辣椒做出了更为辛辣的咖喱，爱尔兰人则将秘鲁土豆作为其生存不可或缺的一部分（图5-1）。正是由于植物在历史发展中的重要性以及人类为使它们成为饮食基础而做出的不懈努力，如今的我们才能够享用到来

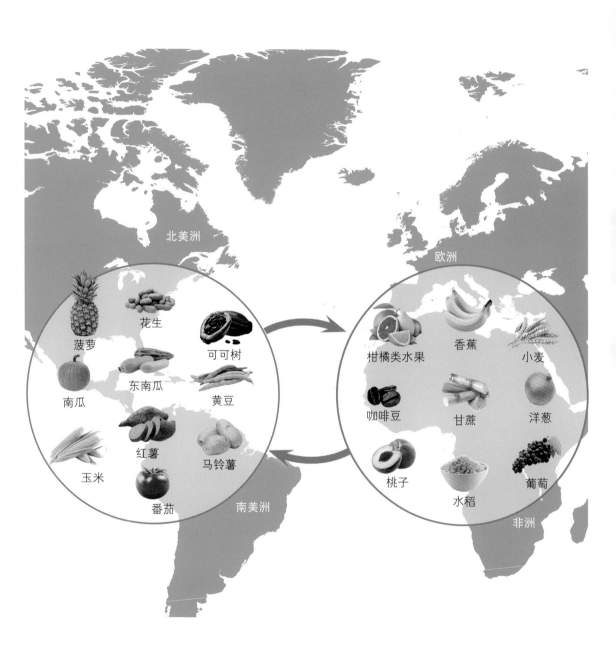

图5-1 植物种植的迁徙

自世界各个角落的上千种水果和蔬菜。

其实，对于水果和蔬菜的热爱并不那么令人惊奇;我们需要铭记的是，即便人类已经成为这个星球上住过的最聪明的物种，我们的新陈代谢——我们吸收营养的方式——依旧是我们的祖先类人猿留下的宝贵财富，而它们的食物几乎全部来源于它们生存环境中生长的植物。因此，虽然在进化过程中，人类在饮食上逐渐添加了动物源性食物，但植物才是我们机体为维持功能最佳状态而从根本上所需要的食物。

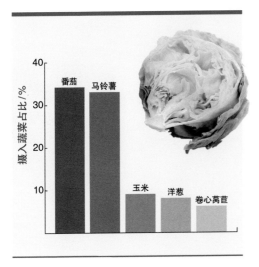

图5-2　美国摄入主要蔬菜种类

源自www.ers.usda.gov，2013.

植物摄入的不足

尽管植物对于健康十分重要，尽管水果和蔬菜在全年都可以吃到，但在现代饮食中，植物源性食物仍然是最容易被忽略的那一部分。所有致力于预防慢性疾病（无论是心脏疾病、糖尿病还是癌症）的组织，都认为每日进食最少5份水果和蔬菜（400克）能够有效降低这些疾病的发生率和死亡率。然而，虽然他们在这点上达成了共识，但大多数生活在工业化国家的人们对于这些食物并不感兴趣，就算是吃，也远远达不到这些食物的推荐摄入量。例如，在美国，68%的成年人每日摄入的水果少于2份，74%的成年人每日摄入的蔬菜量则少于3份。当这些水果蔬菜摄入量与总热量摄入量相比时，情况则更为糟糕，因为仅有不到10%的人对于植物源性食物的摄入量达到了最低推荐标准。同样的情况也发生在处于经济转型期的国家，在这些国家中，78%的人每日植物源性食物的摄入量少于400克，而在某些国家，这一比例竟然高达99%，例如巴基斯坦。

植物源性食物摄入量过低仅仅是问题之一，摄入种类不够丰富也使人们无法最大限度地从这些食物中受益。美国人的饮食习惯就向大家展示了这一问题，他们所摄入的蔬菜大多数是来自于快餐中的马铃薯和番茄（薯条和披萨），而玉米、洋葱及一些生菜的摄入量却远远不及前两者（图5-2）。虽然看上去很矛盾，但是在当今这个时代，伴随食物过剩这一特点的却是植物性食物的严重摄入不足，而缺少这些最为有益健康食物的摄入，例如十字花科蔬菜、全谷物和浆果，将带来非常严重的后果。也就是说，我们虽然吃了很多，但吃的方式却并不正确：我们摄入了太多的糖、脂肪以及肉类，但水果和蔬菜却摄入不足。为减轻慢性疾病,包括癌症所带来的负担，人们想出了很多预防方法，但这些方法的基本前提则是纠正极端的饮食习惯，而这需要我们将

表5-1　含有抗癌物质的不同植物化学化合物的主要食物来源

种类	抗癌物（列举）	最佳食物源	每100克含量/毫克
多酚类	儿茶素	绿茶	8 295
	原花青素	可可	1 373
	芹黄素	西芹	302
	木脂素	亚麻仁	300
	鞣花酸	覆盆子	150
	染料木素	大豆（味噌）	36
	花青素	蓝莓	30
硫化物类 化合物	苯乙基异 硫氰酸盐	豆瓣菜（西洋菜）	400
	萝卜硫素	西兰花	290
	蒜素	大蒜	4
萜类化合物	番茄红素	番茄（番茄酱）	75
	墨角藻黄素	芽菜	32
	玉米黄素/叶黄素	菠菜	30

源自www.ers.usda.gov，2013.

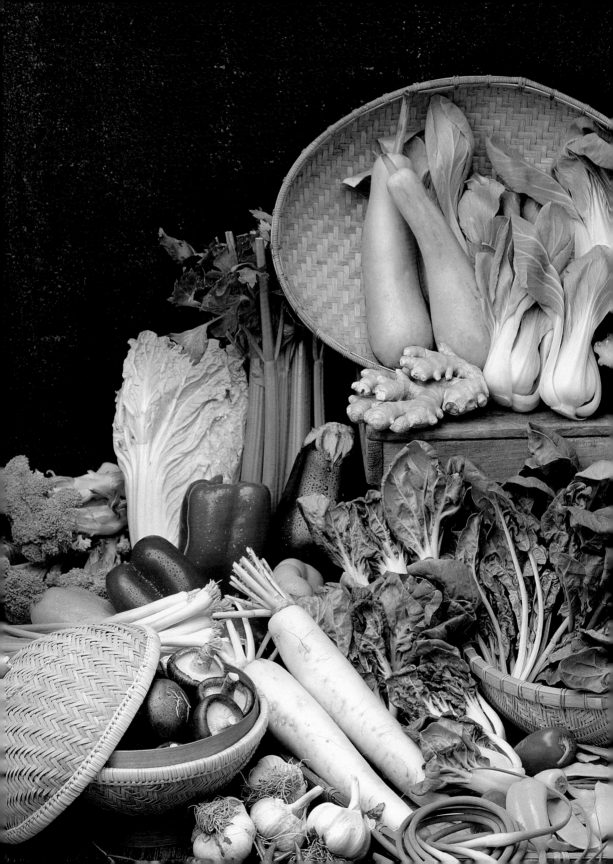

植物源性食物重新列为饮食中最前端的一环。

并不仅仅是维生素和矿物质的来源，也是高度复杂的生物体，通过新陈代谢，植物能够产生大量的杀虫、杀菌及杀灭真菌的分子，这些分子能够保护它们免受自然界中多种致病因素的伤害。这种抗病军火库中的武器可谓是样式繁多令人叹为观止，到目前为止已经发现了超过一万种这样的分子，这些分子分别属于三种主要的植物化学物质家族，这三

抗癌的鸡尾酒

植物对于预防癌症是不可缺少的，因为它们是唯一能够减缓微小肿瘤发展的食材，这些微小肿瘤能够在我们有生之年自发地形成（见第一章）。植物

表5-2　植物化学化合物的主要药理作用

药理作用	抗癌物（列举）	食物源
抑制作用		
肿瘤形成和转移	儿茶素	绿茶
受体增长因子	儿茶素，花青素，鞣花酸	绿茶，蓝莓，覆盆子，坚果
炎性反应 （NF-κB，COX-2）	姜黄色素，白藜芦醇	姜黄，葡萄
化疗耐药性	二烯丙基硫化物	大蒜
血管生成	儿茶素	绿茶
雌激素作用	染料木素，木脂素	大豆，亚麻仁
肿瘤活化作用 （第一阶段酶）	吲哚三甲醇	卷心菜
活化作用		
肿瘤细胞凋亡	苯乙基异硫氰酸盐	水芹
免疫功能	香菇多糖，原花青素，番茄红素	香菇，可可，番茄
肿瘤解毒作用 （第二阶段酶）	萝卜硫素	西兰花

大"家族"是多酚类，硫化物类（异硫氰酸酯和烯丙基硫化物）和萜类化合物（类胡萝卜素和单萜）（表5-1）。

十分幸运的是，这些化合物的有益之处并不仅仅局限于对植物本身的防护作用：许多研究表明此类分子中的大部分具有一些明确的药理特性，这些特性能够干扰一些对于人体内癌细胞发生发展起着重要作用的现象（表5-2）。

例如，大蒜和卷心菜家族的蔬菜所含有的硫化物不但能够避免致癌物质的活化，还可以加速清除体内的这些物质，从而减少DNA的损伤，也减少了导致癌症发展的基因突变的发生。而某些多酚类化合物如绿茶中的儿茶素或蓝莓中的花青素，则可以通过终止癌细胞增长或防止血管网生成的方式来抑制癌细胞，癌细胞有赖于这些血管网络为其输送氧气及营养物质。这些抗癌特性可以通过另一种方式变得更为有效，那就是这些植物化学化合物的吸收可以减少慢性炎症的发生，进而使癌前病变无法获得良好的细胞环境来促成额外突变的发生，这样也就无法发展成真正的癌症。因此，食用无论是水果、蔬菜、全谷类、香料、草药或是像绿茶之类的饮

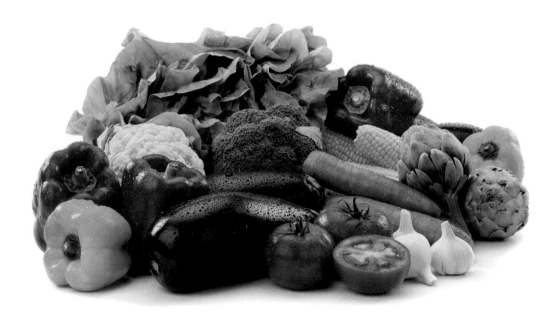

品，不但是一种为身体细胞维持最佳运作补充所需的维生素和矿物质的极佳途径，且还可算是一种预防性化疗，因为这些食物中成千上万的植物化学化合物能够创建一个不利于微小肿瘤生存的环境，并使这些微小肿瘤处于一种潜伏的无害的状态。

你可以以貌取人

植物化学化合物在防治癌症方面的重要作用意味着只有化合物含量最高的植物才能够真正有效地影响患病的可能性。这是一个非常重要的概念，因为植物并不是同类食物：一棵生菜头或一个土豆中的植物化学化合物含量是无法与西兰花或绿茶中的含量相提并论的，进食一根香蕉即意味着我们吸收到了与一份蓝莓含量相同的抗癌分子。从总体的健康角度来看，有一点是毋庸置疑的，那就是通过提高整体的水果和蔬菜摄入量既可以让人们获得维生素、纤维及矿

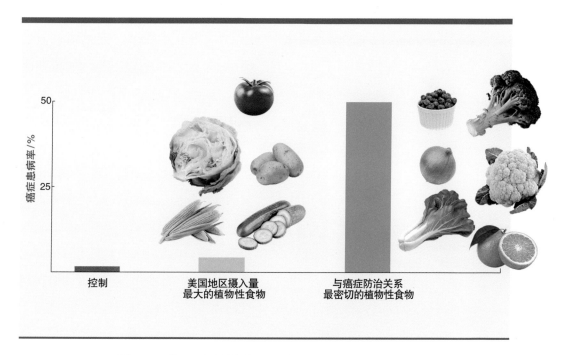

图5-3 摄入植物性食物种类与防治癌症的关系

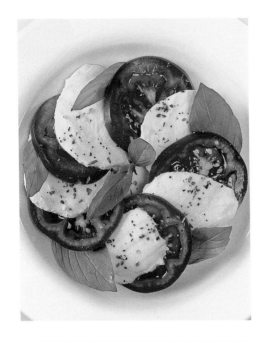

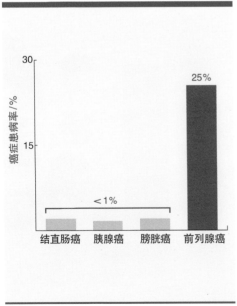

图5-4 番茄对预防不同癌症的作用

物质，又可以减少人们高热量食物的摄入量。此外，无论何种植物性食物，只要是大量摄入这些食物的人群，其心脏疾病的患病风险就可以下降约15%。但是，另一方面，对于防治癌症来说，每日摄入哪些种类的植物性食物才是显著降低患病风险的关键因素，因为单单笼统地多摄入植物性食物仅能轻微降低患病风险，为5%~10%，但某些水果和蔬菜却能明显大大降低一些癌症的患病风险（图5-3）。

选择恰当种类的水果蔬菜十分重要，但确保抗癌植物摄入的多样性也是绝对必要的，因为这样能够充分发挥这些食物的化学防护潜力。癌症是一种非常复杂的疾病，不同癌症会根据其生长的不同器官而采用不同的生长策略，并没有哪种食物其本身就具有能够阻止所有癌症恶化的全部抗癌分子。例如，经常进食番茄制品可明显降低前列腺癌的患病风险，但是对于其他几种癌症却无任何预防效果（图5-4）。这种情况同样适用于所有的植物性食物，就算是那些含有大量抗癌分子的食物也一样。每类食物都仅针对某些特定癌症具有积极预防作用（表5-3），因此，只有经常摄入多种具有抗癌特性的植物性食物才能使这些不同的防护功能联合起来，并从总体上降低癌症的患病风险。

增加植物性食物的摄入量能够大幅度提升抗癌潜力（及预防所有慢性疾病的潜力）。根据世界卫生组织（WHO）的报道，水果和蔬菜摄入量的不足直接导致每年约300万人死亡，而食用更多植物性食物能够预防20%的食管癌、胃癌及12%的肺癌的发生。这样减少癌症病例的数量一定会对寿命产生重要影响，因为那些从不吃水果和蔬菜的人其早亡风险将比那些每日至少吃5份蔬菜的人高出53%，并且比那些人要少活3年。另外，最近有一项研究也指出尿液中多酚类物质含量较高的人，表明其摄入的植物类食物较多，因此其早亡风险可降低30%。考虑到这些是对植物性食物的总体统计研究，并没有将对心脏病及癌症有极佳针对性防治效果的食物（例如十字花科蔬菜）单独列出来进行统计研究，这些结果显得更为令人瞩目。因此，那些经常摄入含有大量抗炎抗癌分子的"超级植物"的人们则有可能拥有更长的寿命。

表5-3　摄入特定植物性食物对减少患癌风险的前瞻研究

食物	参与人数	癌症种类	患癌风险下降率/%
十字花科蔬菜	47 909	膀胱癌	50
	74 914	肺癌	40
绿色蔬菜	31 000	乳腺癌	30
绿茶	69 710	结直肠癌	57
柑橘类水果	477 312	胃癌	39
蓝莓	75 929	激素非依赖性乳腺癌（ER-）	31
坚果	75 680	胰腺癌	35

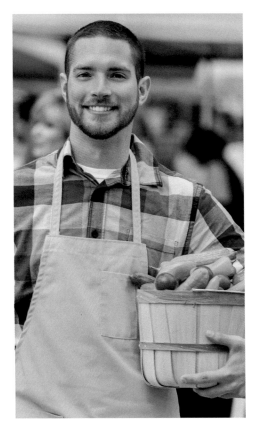

我们同样应该注意到的是，所有这些有关植物积极作用的研究中，摄入的水果蔬菜都是以传统农业方式培育出来的——也就是说，使用农药来消灭害虫及寄生虫。因此，人们没有必要通过摄入这些食物的"有机版本"来获益，因为至今也没有研究能够证实植物上那些微量农药残留能够增加患癌风险。

尽管如此，还是有许多选择有机植物的绝佳理由：比如在有机农业中减少化肥和农药的使用可以降低对土壤及地下水的污染；也可以减少一些工人因大量接触这些物质而引发的一系列癌症患病风险（如淋巴瘤、骨髓瘤、前列腺癌、肾癌及肺癌）。我们也可以因为这些食物看上去品相更好，吃起来味道更香或仅仅因为来自于我们想支持的那些本地小型生产商而选择有机食物。另外，对于那些担心自己会无意中受那些无法控制的环境因素的影响的人们而言，能够通过选择这些不含化学药剂的食物来更好地控制自己的盘中餐也是个不错的主意。因此，是否购买有机食物应当被看做是个人选择问题，对于我们的健康没有重要影响，但对于我们的社会及环境却有着十分重大的影响。

改变现代饮食结构以摄入更多含高水平抗癌分子的食物，无论这些食物是否有机，都是一种切实可行的降低数种癌症发病率的方式，比如对工业化国家打击最严重的癌症（结肠癌、乳腺癌和前列腺癌）。人类目前的知识表明某些食物种类在降低癌症发病率这方面具有十分光明的前景。

大蒜及其同类使人类远离癌症

植物化学化合物： 大蒜素、二烯丙基一硫化物、二烯丙基三硫化物

针对癌症： 食管癌、胃癌、结肠癌

大蒜很可能是最早为人所用的营养功效和健康功效并重的植物性食物。古埃及人和古希腊人都认为大蒜是一种能够赐予人力量和耐力的食物（早期的奥运会选手在参加比赛前会进食大量的大蒜，这使得大蒜成了历史上第一个能够提高竞技表现的物质），大蒜同样也是早期文明里传统药物中不可或缺的一部分，自上古时期，人们就用大蒜治疗各种各样的疾病，从传染病到循环问题，从呼吸系统问题到消化系统问题。

大量的人口研究表明那些经常食用蒜属蔬菜（大蒜、洋葱、红葱、四季葱、韭菜）的人群，其患某些类型癌症的风险较低，尤其是消化系统癌症（胃癌、食管癌、结肠癌），也有报道指出，这些食物对于前列腺癌、胰腺癌及乳腺癌的防护作用。模拟系统研究表明这些植物食物的抗癌作用都源自蒜属植物所含有的硫化物，如大蒜中的二烯丙基一硫化物和二烯丙基三硫化物，或是洋葱中的次磺酸和硫代亚磺酸酯。这些分子能够阻止致癌化合物（如亚硝胺类物质）的生成，并能够抑制数种癌细胞的生长。

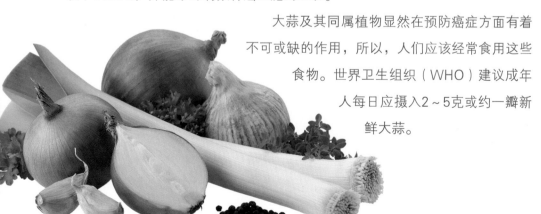

大蒜及其同属植物显然在预防癌症方面有着不可或缺的作用，所以，人们应该经常食用这些食物。世界卫生组织（WHO）建议成年人每日应摄入2~5克或约一瓣新鲜大蒜。

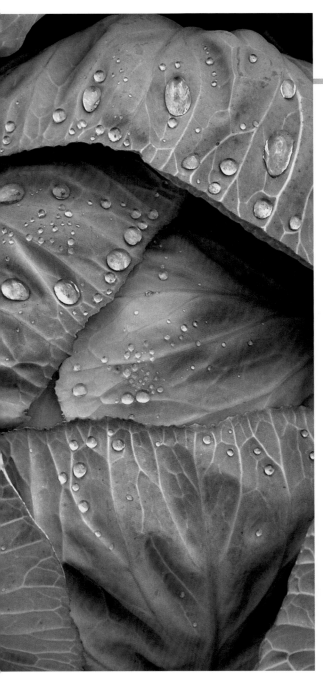

十字花科蔬菜，防止癌症入侵

植物化学化合物：萝卜硫素、苯乙基异硫氰酸盐，吲哚三甲醇

针对癌症：肺癌、膀胱癌、前列腺癌

十字花科属植物均能开花，且花开四瓣，形如希腊十字架。不同种类的卷心菜、西兰花、菜花、小萝卜和芜菁是我们主要摄入的十字花科类蔬菜，但水芹、芝麻菜和西洋菜同样属于这一家族，将这些不同食材加入烹调的食物中，对我们的健康十分有益。

十字花科植物是被研究次数最多的植物之一，近几十年中已有2万多篇关于该类植物的学术论文发表。这些蔬菜之所以在抗癌方面十分重要是因为它们是唯一含有大量葡萄糖异硫氰酸盐的植物性食物，当植物细胞被咀嚼粉碎时，这种惰性化合物可以转化为强力抗癌分子（异硫氰酸盐和吲哚类物质）。

经常性食用十字花科蔬菜可以显著降低某些癌症的患病风险。这种蔬菜对于防止肺癌（甚至是烟民）、膀胱癌及前列腺癌的发生所起到的良好效果已被证实。最近也有研究指出十字花科蔬菜也有可能降低结肠癌、胃癌及乳腺癌的患病风险。对于后者而言，每日吃一份十字花科蔬菜可将中国女性的患癌风险降低50％，而一周一份这类蔬菜则可将欧洲人的患癌风险降低17％（意大利和瑞士）。

实用建议

增加十字花科蔬菜的摄入量十分重要，因为与日均摄入量超过100克的中国人相比，大多数西方国家日均仅能摄入25～30克该类蔬菜。一些异硫氰酸盐，尤其是西兰花中的萝卜硫素和水芹中的苯乙基异硫氰酸盐具有十分强大的抗癌特性。在日常饮食中添加这两种蔬菜能够充分发挥十字花科蔬菜的化学预防效果。

要充分获得十字花科蔬菜抗癌效果的最佳方式是在烹饪时选择蒸或炒的方式以最大限度地获取其中的异硫氰酸盐成分。对十字花科植物尤其要注意避免其冷冻制品，因为烹煮这种冷冻制品所需要的温度会降低黑芥子酶的活性。近期研究指出在这些蔬菜中添加小萝卜提取物能够弥补这种酶的流失，也就是说，在不久的将来，这些冷冻产品是值得我们重新审视一番的。

黑芥子酶
葡萄糖异硫氰酸盐 ⟶ 异硫氰酸盐 ← 针对致癌物质的解毒作用
癌细胞增殖停止
癌细胞死亡

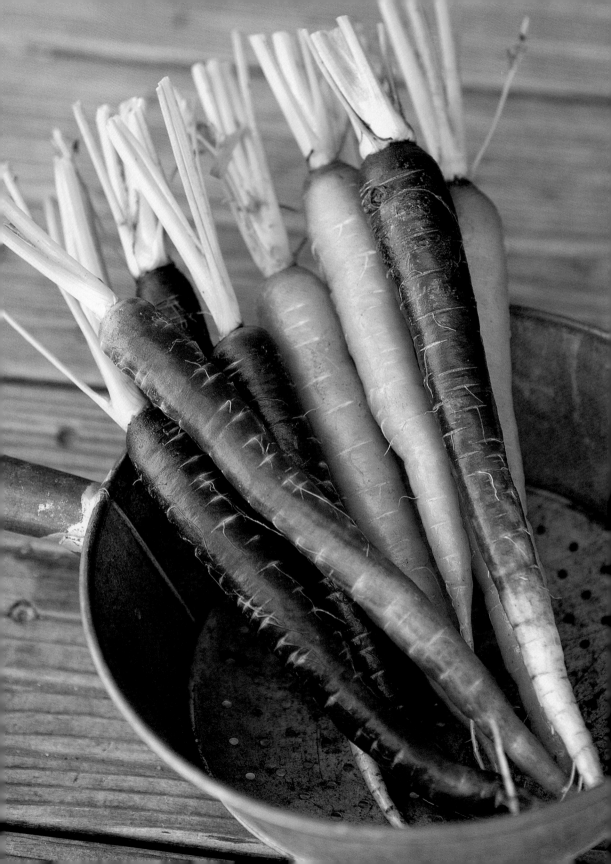

类胡萝卜素，为抗癌添彩

植物化学物质： 番茄红素、β 胡萝卜素、叶黄素、墨角藻黄素

针对癌症： 前列腺癌、肺癌、乳腺癌

类胡萝卜素是存在于多种水果蔬菜中，颜色从橘黄到紫红色的自然色素。尽管有600多种不同的类胡萝卜素，但其中 β 胡萝卜素（胡萝卜），叶黄素（菠菜）以及番茄红素（番茄）却占据了近80%的比重。

番茄红素作为类胡萝卜素的一种，其抗癌活性已被最大限度的开发出来。经常摄入含番茄的食物可将患前列腺癌的风险降低约25%，对于前列腺癌晚期，番茄红素表现出来的保护效果甚至更高(53%)。番茄红素的抗癌作用主要是在65岁以上无前列腺癌家族史的人群中观察到的。其他的膳食类胡萝卜素也不应被忽视，因为大量摄入 α 胡萝卜素、β 胡萝卜素以及叶黄素可明显降低患非激素依赖性乳腺癌的风险及肺癌的风险。至于后者，有一个有趣的发现，即食用大量含叶黄素食物的斐济群岛居民，其肺癌发病率要低于其他太平洋岛屿那些饮食中不含丰富类胡萝卜素食物的居民。这种抗癌特性并不仅仅局限于陆地上的水果和蔬菜；实验研究表明，海藻中的墨角藻黄素是一种强力抗癌物质，冲绳当地人每日都食用这种食材，这可能就是当地多长寿老人的秘诀。

实用建议

完整地食用多种水果和蔬菜是获得大部分类胡萝卜素的重要方式，因为一些研究已经证实含有大量 β 胡萝卜素的营养品并没有癌症防护作用，反而可能会增加部分人群（烟民或接触石棉的工人）的肺癌患病风险。

另外，与那些遇热即被破坏的植物成分不同，当烹饪这些食物粉碎其结构时，类胡萝卜素的生物学活性（存在于植物的叶绿体中，类胡萝卜素在其中与其他分子紧密相连）反而会增加。这些分子也不太溶于水，但可溶于脂肪物质从而更易被人类吸收。

小水果，大益处

植物化学物质：花青素（花翠素）、鞣花酸

针对癌症：乳腺癌

草莓、蓝莓和覆盆子是比较独特的抗癌植物化学化合物的来源，这些化合物能够干预癌细胞的生长并影响它们潜在的侵袭性。多酚类物质如花青素（蓝莓）和鞣花酸（覆盆子与草莓）能够抑制肿瘤周围新血管网络的形成（血管再生），从而使肿瘤失去氧气和营养分子。近期研究指出蓝莓中的植物化学化合物能够干预三阴性乳腺癌细胞的生长。为了抑制这种癌症的发生发展，一位体重60千克的女性需要每日进食约100克蓝莓，仅通过饮食获得即可。此外，近期一项临床研究指出，一周仅吃一份蓝莓也可将更年期女性患非激素依赖型乳腺癌的风险降低31%。蓝莓对于降低患癌风险还有间接的积极作用，它阻止前脂肪细胞转化为成熟的脂肪细胞，这样就可以减少脂肪的积聚，进而防止肥胖的发生。另外，一项有20多万美国人参与的饮食习惯调查分析显示，那些每周吃2份富含花青素食物的人，尤其是进食蓝莓，其患2型糖尿病的风险降低25%，并因此更少患由慢性高血糖引起的癌症。

浆果类植物中含有的植物化学物质同样能够抵达结肠，在那里，它们由菌群代谢并因此可能对防患结直肠癌起到一定作用。

实用建议

因为浆果的应季时间相对较短，所以常被储存起来以供后用。目前看来，把果子完整地冷冻起来是最好的储存方式，这样既可以保存其形态，又可以保证其植物化学物质的含量。制成果酱效果同样不错；一项分析指出，草莓以果酱形式在25℃环境下储存5个月后，其多酚类物质含量并无明显减少，但浆果经过长时间烹饪并以馅饼的形式储存起来，则并不是一个好的方法，因为这会造成浆果内花青素含量的急剧下降。

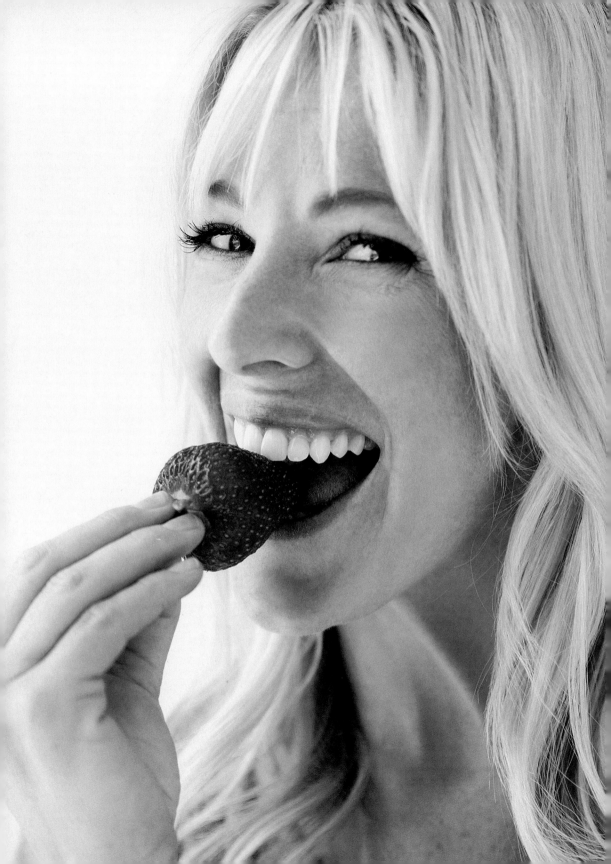

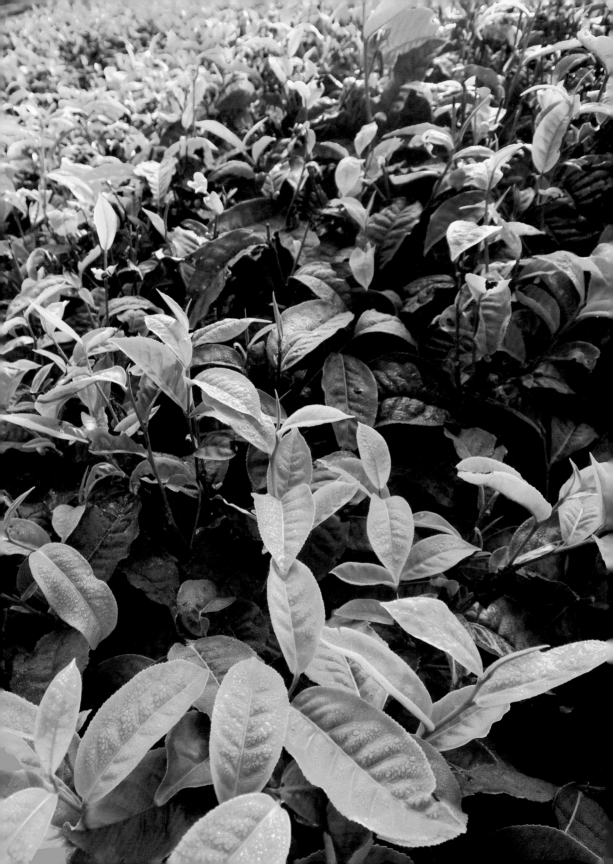

绿茶

植物化学物质：儿茶素

针对癌症：结肠癌、胃癌

在人类食用的植物性食物中，绿茶叶中抗癌分子质量最高。一杯绿茶中多酚类物质（黄酮醇、酚酸、儿茶素）含量近200毫克。儿茶素作为其中带来有益作用的主要分子，尤为引人注目。

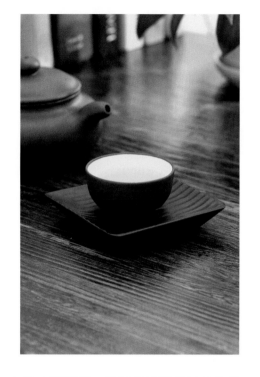

已有超过11 000个科学研究表明，儿茶素这种多价分子能够干预一系列癌细胞生长及入侵器官的过程。经常喝绿茶可显著降低数种癌症的患病风险，尤其是在降低与消化系统相关癌症（胃、食管和结肠）的患病风险上更为明显，下降率可达60%之多。人们也观察到，绿茶能够降低20%的患肺癌风险（非吸烟人群间），50%的前列腺癌患病风险及40%的乳腺癌患病风险，这也证实了实验模型中绿茶对于这些癌症发展的抑制作用。

实用建议

日本绿茶，因其儿茶素含量较高，故为儿茶素最好的来源，尤其是当泡茶8~10分钟时，茶叶中释放出的多酚类物质最为丰富。这些分子的味道醇苦，并不符合西方人的口味，但为了从植物化学化合物中获得抗癌的最佳物质，人们还是应该学习享用。不过，最好避免饮茶过烫，因为通过观察那些经常喝茶的人发现，喝茶时温度过高可能会抵消掉其降低患胃癌风险的特性。

每日一把坚果，让你远离医生

植物化学物质：亚麻酸、酚类化合物

针对癌症：乳腺癌、结肠癌、前列腺癌、胰腺癌

富含油脂的果实和种子是非常不错的食物，但却因人类对脂肪的习惯性厌恶而长久以来一直被忽视，但这也许是对人类健康最为有益的几类食物之一了。一些观察指出，每周仅吃3份坚果就可大大减少患心脏病、2型糖尿病、呼吸系统疾病及癌症风险，从而将早亡风险降低约30%。在癌症预防方面，已经有人提出坚果对于结肠癌、前列腺癌的防护效果较为明显，因为其富含抗炎Ω3脂肪酸、纤维及酚类化合物。近期有报道指出，经常吃坚果（1周2次）的人，其胰腺癌患病风险能够明显下降，这可能与其能够预防2型糖尿病有关，因为糖尿病是一大主要患癌风险因素。

实用建议

许多人因坚果含有大量热量而拒绝食用，但研究指出食用坚果事实上可以降低患肥胖的风险。从植物学角度来看，核桃、榛子、栗子及碧根果是这个坚果家族的真正代表，但实际上，"坚果"一词还包括杏仁、腰果、巴西果、夏威夷果以及松子、开心果和花生。虽然这些食物早已是我们日常生活的一部分，但我们常常并不知道这些美味的零食对我们的健康还有很多益处。例如，一项研究指出，经常吃花生酱的女孩，其患乳房良性增生性疾病的风险较其他人低40%，而这种病变能够使患癌风险徒增。

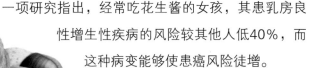

116

大豆，抗癌的豆子

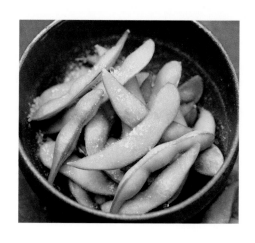

植物化学物质：染料木素

针对癌症：乳腺癌

大豆是异黄酮的主要来源，这是一种能够干预激素依赖性癌症生长的植物雌激素，尤其是针对乳腺癌及前列腺癌有很好的防治效果。对于乳腺癌而言，目前的有效数据显示，在儿童及青少年时期摄入大豆可以最大限度地降低患癌风险，这也许能够至少部分解释亚洲及西方在癌症发病率上的巨大差距的原因。此外也观察到，日常饮食中摄入大豆可以降低子宫内膜癌及肺癌的患病风险，尤其是在儿童时期食用大豆，对降低患癌风险有显著影响。

近些年，乳腺癌患者食用豆制品，尤其是补品，引发了许多问题，但最近大量研究明确地表明，大豆不是危险因素，而且可能还会显著减少乳腺癌的复发。

实用建议

新鲜豆子（日本青豆）、豆腐和日本味噌富含大豆异黄酮，而这些食物中的抗癌物质又都是人们可以用简单、快捷和经济的方式获取的。然而，由浓缩大豆蛋白制成的工业化产品则缺少异黄酮，也无法预防癌症。

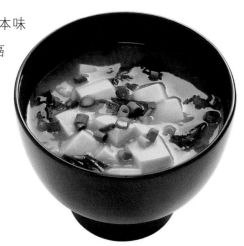

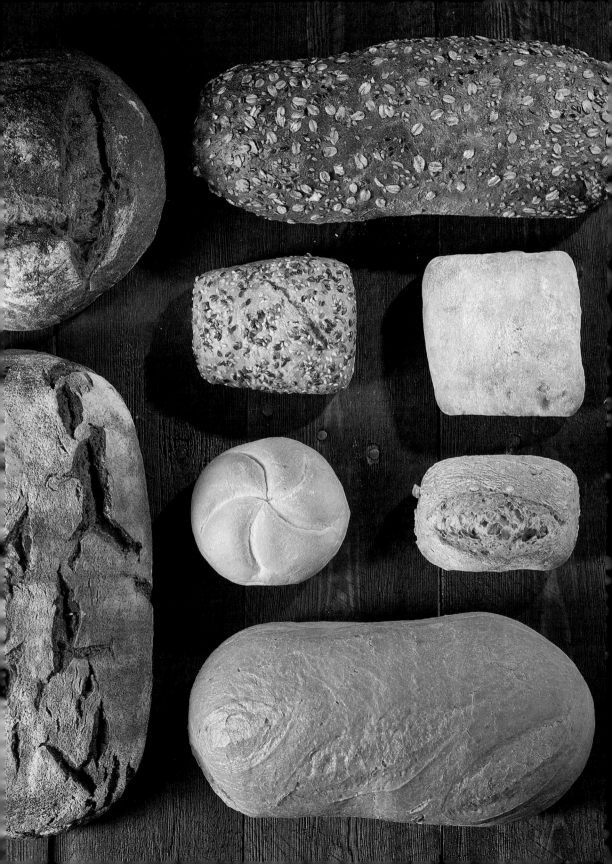

种子与谷物

植物化学物质：亚麻酸、木脂素（亚麻木脂素、罗汉松脂素）

针对癌症：乳腺癌、结肠癌

与坚果一样，亚麻子也是抗炎Ω3脂肪酸的极佳来源，经常食用有助于减少慢性炎症的产生，并能够建立一个抗击癌细胞发展的环境。前列腺癌患者坚持每日吃30克亚麻子粉，能够明显降低癌细胞的生长速度。

亚麻子与全谷物一样，都含有极大量的木脂素，这是一种与大豆异黄酮完全不同的植物雌激素。一些研究已经向我们证实，摄入亚麻子或含有亚麻子的面包能够使乳腺癌患病风险降低约20%，这与那些其他含有木脂素的植物的防护功效相同。这个功效可能与其能够减少炎症有关，因为随着尿液中木脂素含量的增加，一些炎症标志物会随之减少。

实用建议

从那些食用亚麻子后乳腺癌风险降低的观察中了解到，人们仅需要摄取约5毫克木脂素就能够有效降低患乳腺癌风险，而这种摄入剂量在日常饮食中十分容易获得（每茶匙亚麻子中含有约13毫克木脂素）。将亚麻子添加到酸奶或早餐的燕麦片中，或者在烤蛋糕、松饼或面包时加入一些亚麻子，都可谓是获

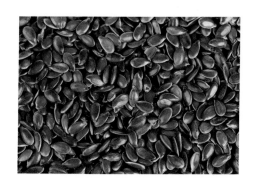

取这种物质的简单、实惠的好办法。而食用全谷类食物——面包、麦片、意大利面——同样是一个好主意，因为，这些食物不仅富含木脂素，而且也是植物纤维的主要来源，要知道，植物纤维在结直肠癌的防治中起着不可替代的作用。

橄榄油，地中海饮食的灵魂

植物化学物质：油酸、刺激醛、羟基酪醇、黄杉素

针对癌症：结肠癌

地中海周边居民的饮食习惯对健康益处匪浅，在预防心脏病和某些癌症方面更是效果显著。其实，这并不令人惊讶，因为他们的饮食可作为我们学习的典范：他们的食谱中不但富含蔬菜水果，且富含单不饱和及多不饱和Ω3脂肪酸；纤维及谷物中的复合性糖类是该地区食物中碳水化合物的主要来源，而鱼和豆类则代替红肉成了蛋白质的主要来源。

人口研究表明，那些遵循地中海饮食习惯的人，其患癌风险能够降低约15%。橄榄油则是这类饮食的基石，近期研究结果表明，橄榄油可能有助于预防癌症。此类油含有刺激醛，这是一种与异丁苯丙酸一样的抗炎分子，因而对于预防结肠癌可能具有相似效果。另外，橄榄油中富含至少两种酚类化合物，羟基酪醇和黄杉素，这两种酚类化合物可有效抑制新血管的形成，并可能因此减缓多种癌症的发展速度。

实用建议

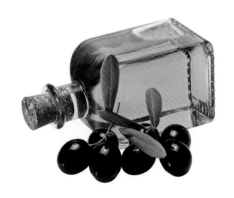

人们应该选择初榨或特级初榨橄榄油，这点非常重要，不仅因为其良好的口感，更因为这种橄榄油对健康有诸多好处。这种油含有橄榄果子中的多酚类物质；这很容易辨认，因为作为这些多酚类物质的一种，刺激醛能使喉咙有一种痒痛感，这种刺激源于其与喉中某些受体间的特异性作用。这种痒痛感越明显，则橄榄油的抗炎能力越强。

柑橘类水果

植物化学物质： 单萜、黄烷酮

针对癌症： 胃癌

柑橘类水果以其高维生素C含量而闻名，其实它们也同样含有数种植物化学化合物——能够预防癌症的多酚和单萜。实验研究结果表明，这些分子能够抑制数种癌细胞，流行病学数据也显示，经常摄入柑橘类水果能够降低患胃癌和食管癌的风险。

柑橘类食物还能够通过调节参与清除体内外来物质的酶系统而间接影响患癌风险。例如，葡萄柚以能够阻断细胞色素P450酶系统而闻名；这种对细胞色素的抑制能够减缓体内抗癌化合物的清除速度，从而提高其预防癌前病变的功效。

实用建议

人们经常以果汁形式摄入柑橘类水果，但是必须提醒的是，果汁的含糖量非常高，而且，纤维的缺乏意味着我们对于果汁中葡萄糖和果糖的吸收会变得十分迅速。重新找回完整地吃一个橙子或葡萄柚的乐趣吧！这样你既能从这些优质水果中获益，又能避免血糖突然波动或体重超标。

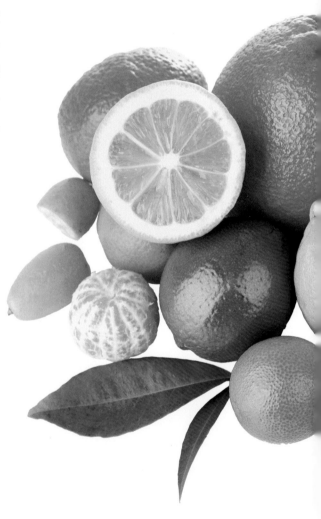

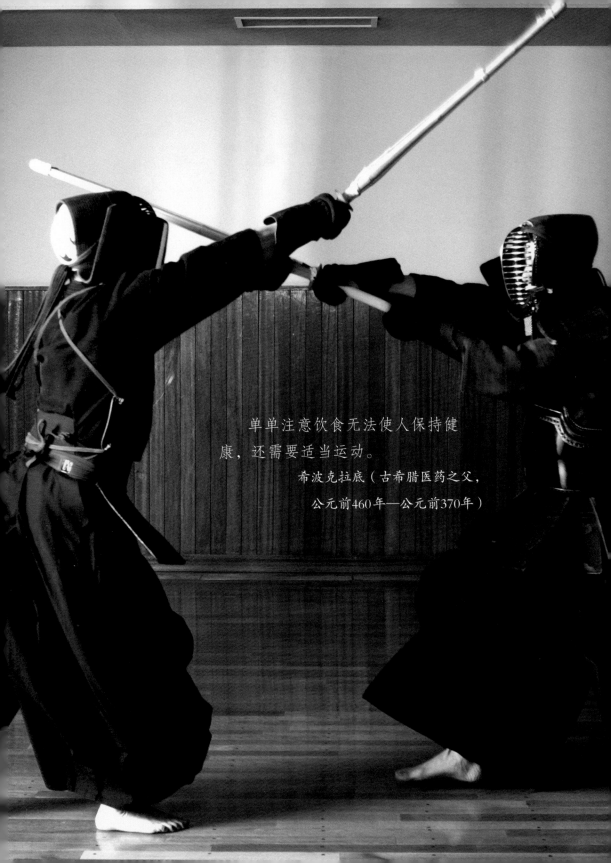

单单注意饮食无法使人保持健康，还需要适当运动。

希波克拉底（古希腊医药之父，
公元前460年—公元前370年）

第六章

体育锻炼：运动与癌症预防

建议

每日至少锻炼30分钟。

源自：世界癌症研究基金会

几个世纪以来，居住在墨西哥马德雷山脉的美洲土著拉拉穆里人一直在乐此不疲地进行一项称为rarajipari（一项跑步运动）的运动：参与者能够坚持奔跑超过20小时而不停歇，在奔跑数百公里的过程中，他们会不断追逐踢打一个小木球。考虑到这种仪式性竞赛的难度以及游戏持续时间的不确定性，拉拉穆里人视其为"生命的游戏"，这种仪式性竞赛向大家展示了人类与生俱来的体力和惊人的耐力。智人（*homo sapiens*）在很长一段时期内因其无与伦比的智力在动物世界中占据着特殊的地位，从本质上讲，智人仍然是活动导向性人类（homo activus），其生理上完全能够适应剧烈的体力活动。要知道，人类之所以变得如此聪慧，正是因为人类的身体已经适应了平均每日约20公里的长途行走和奔跑，去获得有足够热量的高质量食物，以满足人类大脑达到最佳功能状态和进化的能量需求。人类并非只是为思考或创新而生，其实，或许更多的是为运动而生。

123

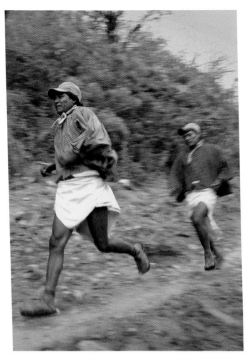

∧ 马德雷山脉（墨西哥）的拉拉穆里跑步选手

处于放松状态的肌肉

在现代社会，人体已基本荒废了在运动方面的生物学倾向。除了从事剧烈运动的运动员或需要良好的体力进行工作的人（工人、消防员、士兵），大多数工业化国家的居民在其工作或完成日常任务的过程中极少耗费体力。例如，在加拿大，仅有不到15%的人口在每周能够达到至少150分钟的适度体力活动，而这一比例在60岁以上人群中则更低。成年人平均每日有10小时的时间处于久坐中而毫无体力活动。

这种情况反映了根植于工业化和近期的科学技术革命下的主要社会变化：机动化运输使得人们可以不费吹灰之力到达很远的地方，计算机则在越来越多的行业中占据着主导地位，一系列新型电子设备的发明则进一步减少我们在最细小动作和活动上的能量消耗。这甚至渗透进了人类的休闲活动中：遥控器使我们不需要起身就可以控制电视机，我们能够足不出户地订购或接收物品，甚至在租看一部备受期待的电影时，也仅仅只需要在遥控器或鼠标上"点"一下即可。据估计，在世界范围内，人类较一个世纪前平均每日少消耗约2 092千焦热量，而与之矛盾的是，同一时期，人们饮食中热量的摄入却大大增加了。

人们通常将这些情况视为积极的进步，腰酸背疼、辛苦劳作的日子消失了，取而代之的工作大大减少了体力劳累，现代科技为我们节省了时间，而我们可以利用这些宝贵的时间提高工作效率或提高整体生活质量。然而，这却是一个陷阱。因为，虽然我们无法否认技术带来的物质优势，但这些优势却导致人类缺乏运动，这与我们身体的基本需求背道而驰：人体拥有640块左右的肌肉及206块骨骼，它们占据了人体一半的重量，但在进化过程中，它们并不是为人类在车中、在电脑或电视前坐一整天而准备的！在过去的20万年中，人类一直处于不断地运动中，但如今，我们不到50岁便开始久坐不动，而现在看来这种生活习惯上突然的变化对我们的身体有着明显的负面影响。不管喜欢与否，人类的生理功能依旧来自穴居人，但如今，我们却生活在一个与人类生活习性相左的消极代谢环境中，并且不断受到这种不适应性所带来的健康危害。

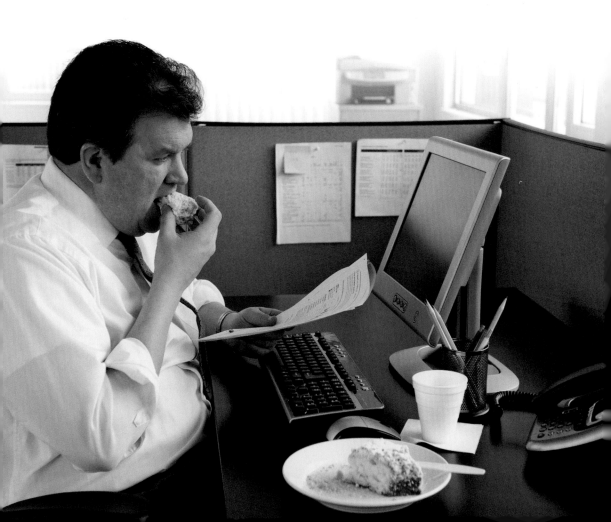

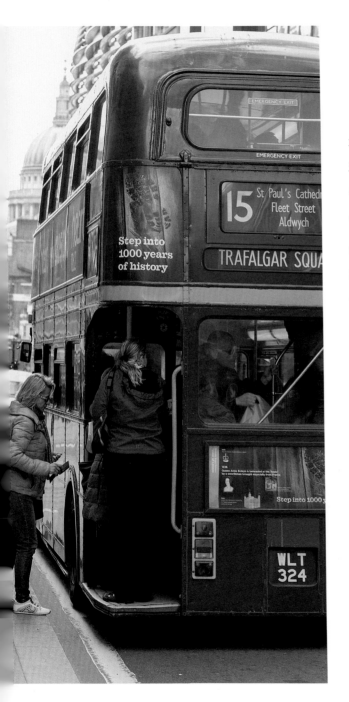

用心锻炼，远离心脏病

英国人杰里米·莫里斯（Jeremy Morris，1910—2009年）是最早指出久坐不动这种生活方式对人类存在危害的人之一，1953年，他研究了伦敦双层巴士司机及售票员的心脏病发病率。他发现那些每日穿梭于上下层，步行近750步的售票员，其患心脏病的风险较他们的司机同事低50%，这些司机在当班中有超过90%的时间坐在驾驶位上。同样的情形也发生在英国邮政工作者中：那些步行或靠自行车送件的邮递员，其患心脏疾病的风险要比那些在窗口工作的职员低得多。

如今，我们知道锻炼对心脏的积极作用是由于肺、肌肉和心血管系统的一系列生理和代谢适应共同产生的，它们在一起能够增加耗氧量和能量生成。锻炼带来的一系列改善，包括降低血压、改善血脂、减少炎症和增加血管弹性，使它成了一剂万灵药，对维持心血管健康有着不可或缺的作用。另外，最近的研究指出，在降低冠心病和卒中恢复期患者死亡率上，体力活动与很多药物一样有效。

与很多人的想法有所不同的是，体力活动所带来的益处并不仅仅局限于改善心功能或提高肌张力。近些年来发现，定期进行体育运动会为人类健康带来非常多的好处，从而成了对健康最具有积极作用的生活方式（表6-1）。要知道，运动能够引起大脑中激素的释放，如内啡肽和内源性大麻素，它们通过刺激控制愉悦感觉的神经回路来"奖励"积极运动的人，某种程度上看，就如同氟西汀（治疗忧郁症的药物）一般。

癌症喜静不喜闹

定期体育运动所带来的诸多积极影响中，癌症的预防仍然是最鲜为人知的。然而大量研究结果证明，那些频繁参与体力活动的人，与那些久居不动的人相比，其患癌风险要低很多。这种防护作用在预防结肠癌和乳腺癌上记

录最为详细，数十项研究都表明经常运动能够将这两种癌症的罹患风险降低约25%，另外一些数据也指出，经常运动的人患子宫内膜癌、卵巢癌、肺癌及前列腺癌的风险也普遍较低（图6-1）。这种与体力活动相关的癌症恶化程度的减少源自于一些激素、代谢及免疫因素的联合作用。

保持身体运动状态并不仅仅意味着让我们的肌肉动起来；首先，运动会

表6-1 定期运动的主要益处

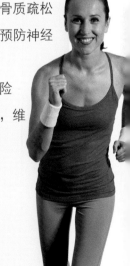

- 降低糖尿病风险
- 增强骨骼质量，预防骨质疏松
- 刺激脑部新陈代谢，预防神经退行性疾病
- 降低某些癌症患病风险
- 减压，提高睡眠质量，维护免疫功能
- 提高自信心和耐力
- 增强性功能
- 降低患抑郁症风险

引起一系列生理生化变化，这些变化会创造出一个不适于癌前病变细胞生存并发展成恶性肿瘤的环境。运动所带来的最重要的作用之一就是能够减少体内慢性炎症的生成，这样就夺去了那些对尚未成熟的癌细胞成长而言不可或缺的一件武器。而经常运动的人的肌肉还能够吸收血糖，这对胰岛素反应更为有效，可以使胰腺减少分泌这种激素从而抑制其对癌细胞生长的有害影响。同样地，在经常进行体力活动的人体内发现其类固醇激素水平也较低，这也有助于癌症的预防，因为癌症是通过这些激素的刺激而发展的，尤其是雌激素依赖性乳腺癌。当然我们也不应该忽略，经常性的运动在控制体重方面也起到积极作用；经常运动的人通常要比那些久坐不动的人苗条。而过多的脂肪能显著增加由炎性分子、胰岛素和性激素的过度产生而提高的患癌风险（见第三章）。所有这些因素使得体力活动成了预防癌症不可或缺的一部分，然而在人们普遍缺乏体力活动的工业化社会中，这一方面的潜力还远未被发挥出来。

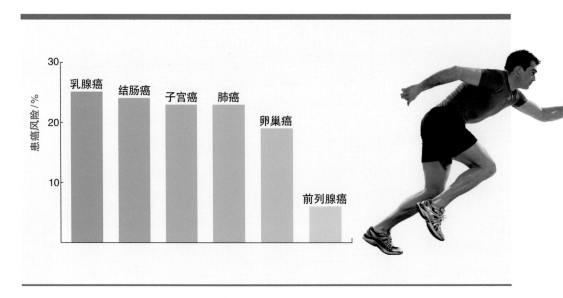

图6-1 定期进行体育运动对降低患癌风险的影响

源自Brown等，2012.

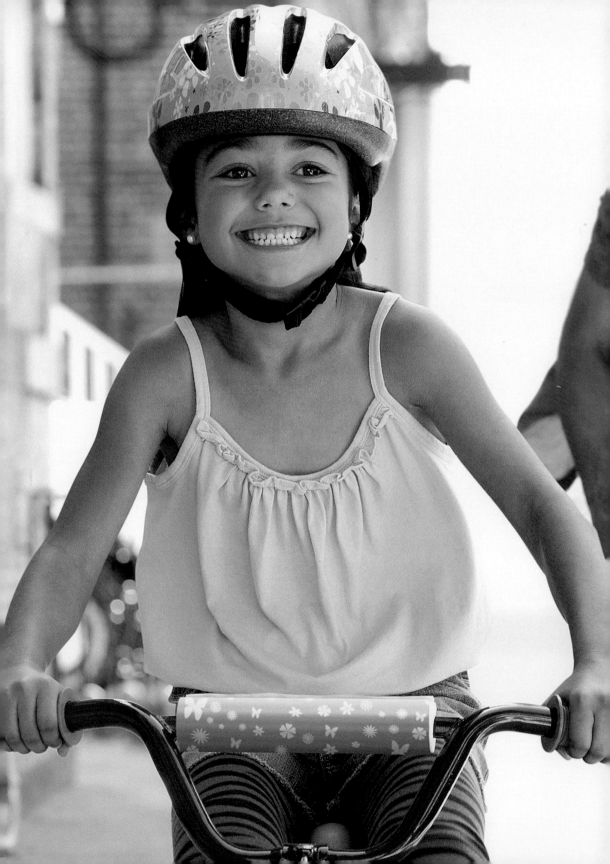

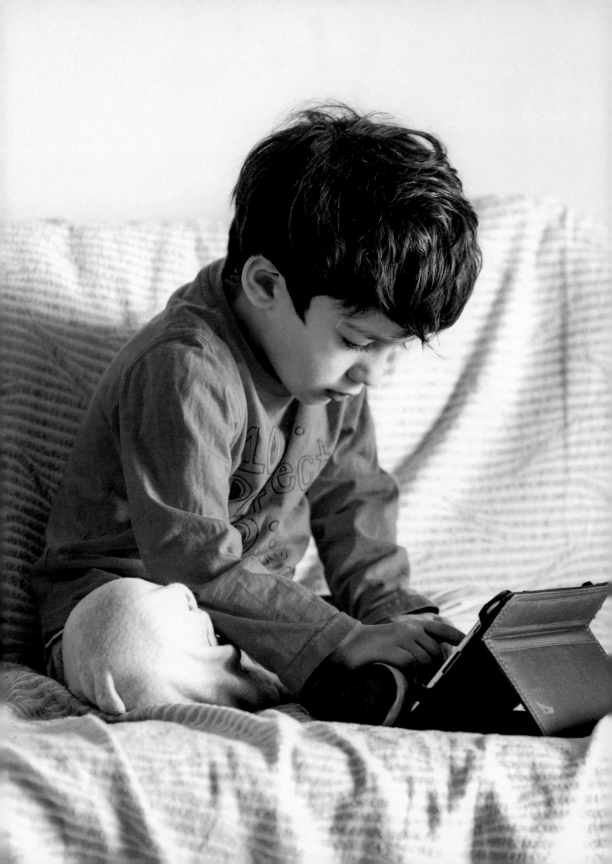

电视可能致命

久坐不动的生活方式不仅会夺走体力活动所带来的积极作用，其自身也会导致很多健康问题，且不同于缺乏运动带来的问题。久坐与主要的代谢紊乱有关，尤其是与脂肪及血糖吸收有关，久坐是导致肥胖和诸多慢性疾病的重要风险因素之一。一些研究已经表明，久坐与早亡风险的增加有关。例如，每日收看电视超过7小时的人，与每日收看电视不足1小时的人相比，其因心脏疾病导致的早亡风险较后者高出85%，因癌症导致的死亡风险较后者高出22%。一项针对现今所有研究的整体分析指出所有慢性疾病的发病率都随着体力活动的不足而升高，尤其与乳腺癌及结肠癌相关（图6-2）。一项针对近6.9万名癌症患者的综合分析指出，长久保持同一坐姿可增加子宫内膜癌（66%）和肺癌（21%）发病率。据估计，这类癌症中有10%是能够通过改善久坐不动的生活方式来避免的，鉴于这些癌症在西方国家的高发病率，这种防护作用可能将带

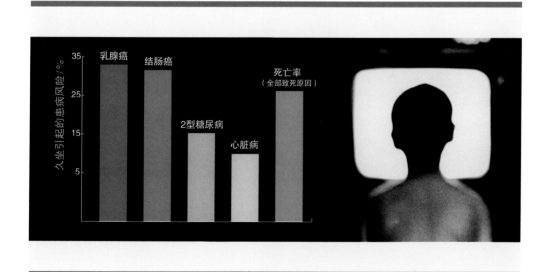

图6-2　久坐对各种慢性疾病以及死亡率上的影响

源自Lee等，2012.

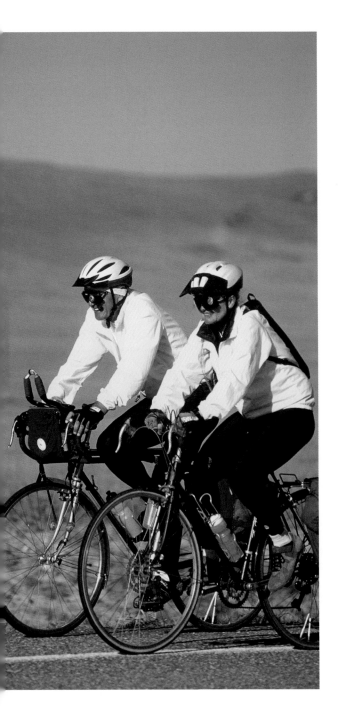

来非凡的影响。从世界范围来看，缺乏体力活动可使早亡风险增加28%；每年有500多万人因缺乏体力活动而死亡，这与因吸烟而死亡的人数一样多。

运动久坐两不误

在加拿大及大多数工业化国家，专家建议人们每周应进行至少150分钟的中高强度体力活动，以保持身体健康。虽然这是一个最小值，但实际上仅有15%的人能够遵循这一建议去进行体力活动，其中仅有5%的人能够坚持每周5天，每日锻炼至少30分钟。尽管遵循这些建议对于预防癌症和其他慢性病十分重要，但人们也要知道，减少久坐也是十分必要的。这似乎看起来有些矛盾，但在我们生活的这个世界，我们完全有可能做到一边完成理论上足以减少患慢性疾病风险的体力活动量，但同时却又能长时间坐着不动。例如，一个人每日早上可以完成30分钟快速走（进而能够遵循每周150分钟体力活动的建议），但如若此人接着在办公室里坐上一整天，然后回家后一直看电视直到睡觉，那么他将自己清醒时间中的16个小时都用在了这些消极的活动中。换句话说，某人虽然看起来经常活动，但根据目前的标准看来，他活动的时间可能仅占其可用时间的3%！在这种情况下，每日30分钟体力活动所带来的积极作用几乎都被久坐不动这种生活方式所带来的负面作用给抵消掉了。此外，人们在那些因每周耗费大量时间收看电视而导致死亡风险增加的人群中，也发现了每周参与体力活动大于7小时的人。因此，虽然每日花费至少30分钟进行体力活动对于癌症的预防十分关键，但为了发挥其最大价值，这种能量消耗必须与生活方式的更广泛改变联合起来，以使久坐少动的时间降至最低。

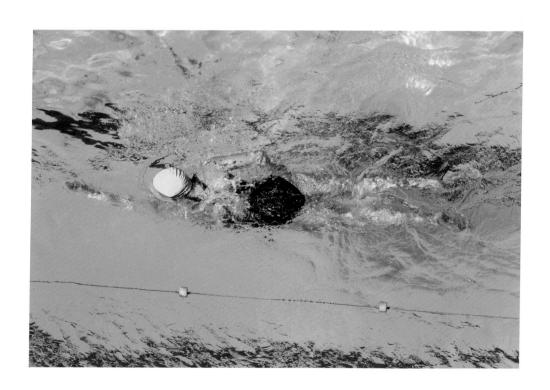

体力活动还是锻炼？

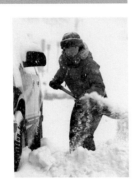

体力活动通常指任何能够燃烧热量的运动，无论是工作还是进行日常事务。而锻炼，则是指人们经常在闲暇时进行的、目的是为了改善体型和健康的那一类运动。也就是说，洗碗属于体力活动，而慢跑或网球比赛则属于锻炼。

这些各种各样体力活动的强度则通过代谢当量（METs）来表达；代谢当量是指体力活动的代谢值（耗氧量）。以安静且坐位时的能量消耗为基础，1MET=耗氧量3.5毫升/（千克·分钟）或1MET=热量1千焦/（千克·小时）。进行轻度体力活动的人，其每分钟能量消耗是不进行活动的人的3倍，而中度和高强度体力活动所消耗的热量则分别比静息状态下的人高出3~6倍。

表6-2　体力活动的种类

轻度体力活动（<3.0METs）

（METs：代谢当量）

- 慢走
- 坐在电脑前工作
- 站立工作（烹饪，洗碗）
- 坐着钓鱼
- 大多数乐器的演奏

中度体力活动（3.0~6.0METs）

- 快走
- 整理家务（擦窗户，吸尘和擦地）
- 用电动割草机割草
- 骑车（中等强度）
- 打羽毛球
- 打网球（双打）

高强度体力活动（>6.0METs）

- 徒步旅行
- 慢跑
- 挖地或铲雪
- 扛重物
- 骑车（高等强度）
- 打篮球
- 踢足球
- 打网球（单打）

活动导向性人类
（***Homo activus***）

从人们目前对工作和休闲的安排情况来看，要选择有充分运动的生活方式来预防癌症是一种不能忽视的挑战。我们必须从诚实开始，因为我们大多数人都倾向于高估我们的体力活动水平。例如，最近的一项调查显示，73%的美国人认为自己经常运动，然而，这其中仅有15%的人是真正经常运动的。

在不进行经常性体育锻炼的前提下得到充分活动几乎是不可能的。实际上，大多日常体力活动所消耗的能量是相对较低的，要远低于中高强度锻炼所消耗的能量（表6-2）。因此，对那些工作的体力要求不高的人们来说，就必须坚持经常做一项运动，如快步行走（比如通过遛狗），慢跑或进行打羽毛球和网球之类的休闲体育活动。

但正如我们看到的那样，如若与久坐少动占据的时间相比，我们花在运动上的时间微不足道的话，

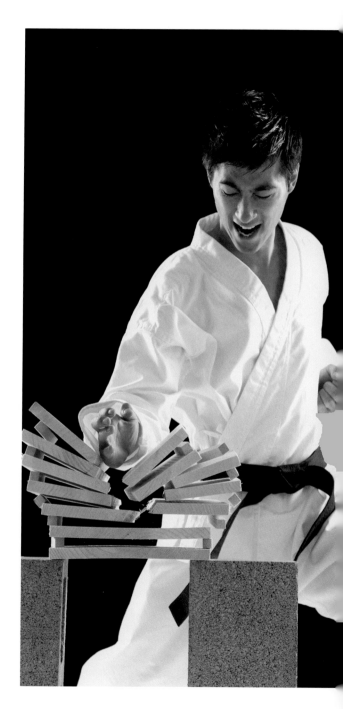

癌症预防

那光靠锻炼并不足以得到体力活动所带来的全部防护能力。所以，我们绝对需要在我们长达15个小时左右的可支配时间里，竭力保持体力活跃，哪怕仅仅是尽可能多地避免长时间坐着。

积极活动的生活方式看起来应该是——大量时间用于进行中强度体力活动，而不活动的时间仅占非常小的一部分——这些可以通过对比4位上班族典型的一天来说明（图6-3）。久坐少动时间最长的人很明显是患癌风险最高的那位：在她的一天中，基本没有体力活动，开车上班，电脑前坐上8个小时，然后回家，在家里做些轻微家务活，然后看电视来进行自我放松。另外3人则更为活跃一些，每个人的平均体力活动量都差不多，但根据他们各自打发剩余时间的不同，他们各自患癌风险也不尽相同。

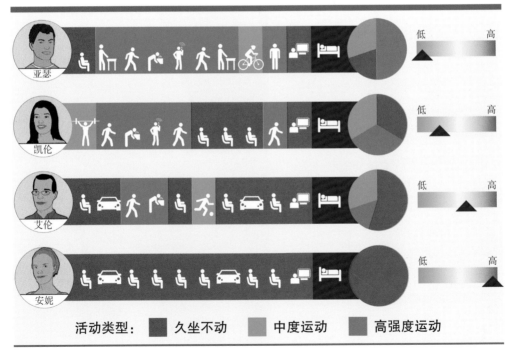

图6-3　日常体力活动简述及对患癌风险的影响

源自www.aicr.org，2011.

136

那些有办法保持积极运动的人，会在癌症面前能够得到最强有力的防护。这些运动无论怎样都有用：站起来接电话（仅站起来时肌肉收缩所消耗的能量就是坐着消耗能量的3倍），每隔1小时休息一下并去接杯水，午休时到外面溜达一圈，一边阅读文件一边举起小哑铃，等等。最重要的是，人们应该意识到，久坐少动是一种不正常的行为，完全不符合人体生理学，所以，无论进行什么活动，能够尽可能避免太长时间不

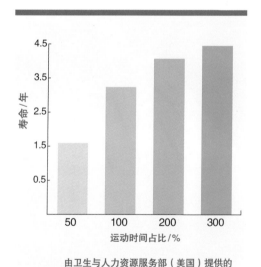

由卫生与人力资源服务部（美国）提供的运动时间占日常活动百分比参考标准

图6-4 体力活动强度对延长寿命的
　　　影响

源自www.nih.gov, 2012.

活动就好。

现代社会，久坐少动的习性愈演愈烈，这迫使我们不得不重新定义体力活动在我们生活中的地位。目前，人们常常只看到进行锻炼所带来的能量消耗这一方面，体力活动的功能好像仅仅是通过消耗热量而保持体型或甩掉几千克赘肉。这种狭隘的观点是危险的，因为这种观点可能使我们把体力活动转变为一种惩罚形式，只有在我们不得不去完成或是为了让自己问心无愧时才会去完成，但体力活动对于防患癌症的积极影响，以及久坐少动对于患病的灾难性影响，则向我们展示了积极运动这种生活方式所带来的益处要比仅仅控制体重多得多。

体力活动为健康所带来的诸多好处最终会转化为寿命的显著延长，那些积极活动的人比那些久坐少动的人平均寿命可延长4年甚至更久（图6-4）。锻炼，与戒烟一样，可能是能为健康带来最多益处的一种生活方式的改变，既能预防癌症，也能预防一般的慢性疾病。

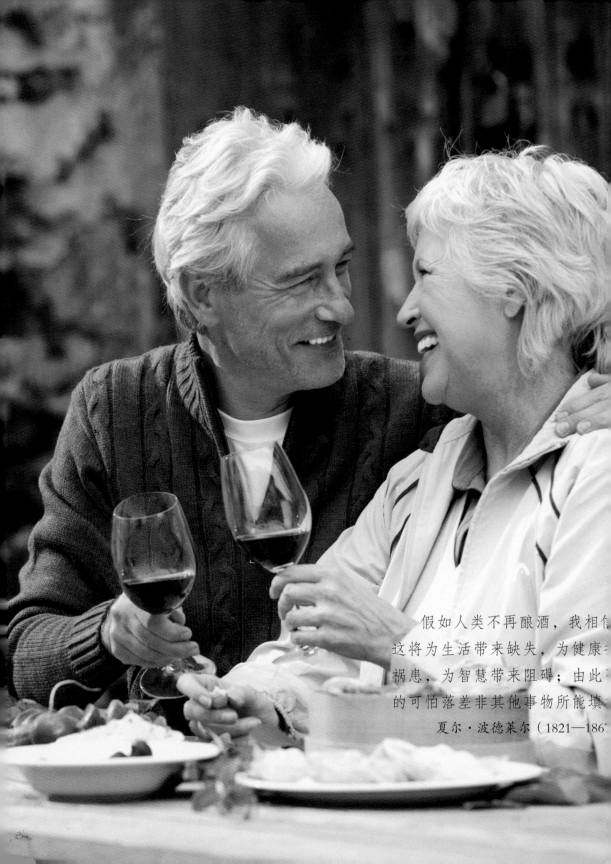

假如人类不再酿酒，我相信
这将为生活带来缺失，为健康带
祸患，为智慧带来阻碍；由此产
的可怕落差非其他事物所能填补

夏尔·波德莱尔（1821—1867

第七章

酒精、红酒和癌症

建议

酒精摄入量应限制在每日男性2杯酒，女性1杯酒。

源自：美国癌症协会

每日深夜，可爱的东南亚树鼩——笔尾树鼩（ptilocercuslowii）都会花费数小时来品尝马来凸果桐花蕾中的花蜜（eugeissonatristis）。这种行为乍一看并不稀奇，但当我们了解到，这种树产出的花蜜是高浓度自然酒精（3.8%）的来源，而每只树鼩每次摄入量相当于人类喝9杯啤酒，且毫无醉酒迹象时，我们就会惊讶不已！人们同样观察到某些种类的蝙蝠能够耐受水果中的天然酒精，对这些蝙蝠而言，在酒精影响下飞行毫无困难。某些昆虫，如果蝇，则对那些熟透了的水果十分痴迷，而那些水果可能含有1%~2%的酒精。研究人员甚至发现，这些果蝇大脑中的奖励回路会被酒精激活，这促使那些意欲交配却被雌性拒绝的雄性果蝇们摄入更多此类物质，仿佛是在"一醉解千愁"一样。所以，摄取水果、花蜜和其他糖源中的天然酒精是一个古老的现象，可能早到人类"发明"发酵技术的那个时代，也就是约8 000万年前。

139

自然界中对于适应酒精方面的进化随着时间的推移也传给了人类。除了"酗酒的树鼩"被公认为所有灵长类动物共同的祖先外，近期研究指出，早在约1 000万年前，一些大猩猩就能够代谢酒精了。这种对于酒精的适应可能是生物生活在地面上的结果，水果从树上落下，地面因此积聚了大量的食物，不仅如此，当水果成熟后，里面通常包含了通过酵母代谢发酵产生的酒精。这种

代谢能力的增强在当时绝对是一个进化方面的优势，因为这样可以使猴子得到额外的热量。相对的，那些居住在树上的大猩猩们则没有产生出能够消化酒精的酶。

因此，酒精并不只是一种药物，酒精能够吸引我们也并不仅仅是因为它的精神作用，也许更是因为酒精长期以来都是我们饮食的一部分。这种对于酒精的亲密关系也解释了为什么酒精饮品的生产，无论是啤酒、红酒还是米酒，都与早期文明进化息息相关。自古以来，这些酒精饮品都在饮食、礼仪及宗教中发挥了重要的作用。

为了你的健康而干杯！

尽管酒精在人类日常生活中经常占有相当大的地位，但它却远非无害，对健康确实能够造成非常复杂的影响。这种复杂性能够通过J曲线说明，它清晰地反映了酒精摄入量与早亡风险之间的关系（图7-1）。一项针对超过100万人的综合研究显示，与那些不喝酒的人相比，每日摄入少量酒精（男性2杯，女

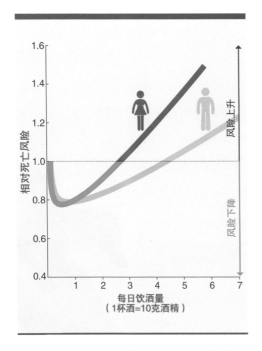

图7-1　酒精摄入量与死亡风险的关系

源自Di Castelnuovo等，2006.

性1杯）的人，死亡风险要显著降低（20%），但对那些超量饮酒的人来说，酒精的保护作用则完全消失，取而代之的是早亡风险的大幅攀升，这一影响对女性尤为明显。世界卫生组织（WHO）指出，酗酒可直接导致每年约330万人死亡，而这占据了全球所有死亡人数的6%。

摄入少量酒精对健康起到的保护作用很大程度上与降低患心脏病的风险有关。无论什么酒，每日喝上1~2杯，能够将"好"的高密度脂蛋白胆固醇水平提高约10%，并降低血液中"坏"的低密度脂蛋白胆固醇水平，进而减少导致冠心病的动脉粥样硬化的形成。酒精可以改善血糖控制并具有抗凝、抗炎作用，所有这些因素都可以降低心脏病患病风险。

然而，通过摄取酒精来减少死亡风险这扇窗户，远比我们想象的要窄。例如，一位女性每日酒精摄入量如果超过20克，那么，几乎所有酒精带来的有益作用都会

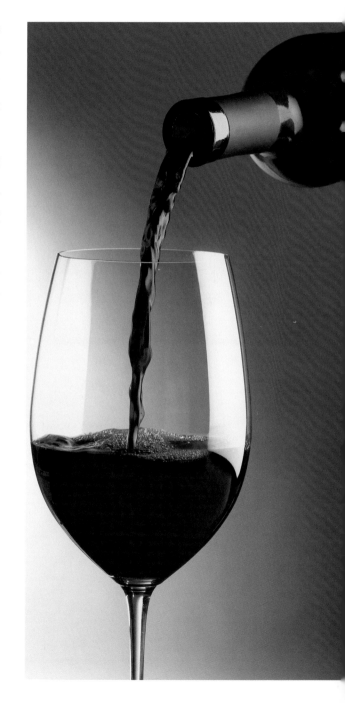

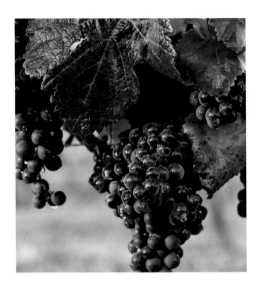

表7-1 葡萄酒中多种酚类物质的
平均含量

酚类物质	质量浓度（毫克/升）	
	红葡萄酒	白葡萄酒
黄酮类		
黄酮醇	100	–
花青素	90	–
黄烷醇（单体）	100	15
原花青素与 凝缩类单宁	1 000	25
其他	75	
非黄酮类		
芪类（白藜芦醇）	7	0.5
苯甲酸	60	15
对羟基肉桂酸	60	130
水解单宁（橡木桶）	250	100
总计	**1 742**	**285.5**

源自Waterhouse，2002.

被消除。对于那些喝酒的人而言，这一微妙的平衡意味着，谨慎地选择那些对减少死亡率最有效的酒的种类是十分重要的。

一些研究指出，经常性摄入适量红酒所带来的益处要优于其他种类的酒。一项涉及24 523人的丹麦研究指出，适度喝红酒的人与那些喝啤酒或烈酒的人相比，其早亡风险要降低2倍（10%与34%），并与心脏疾病和癌症的发病率降低直接有关。相似的结果也出现在加利福尼亚和法国的研究中，这些研究也提出红酒所含的独特的植物化学化合物，尤其是多酚类物质，其本身所具有的有益作用可能超过了酒精所带来的益处。

发酵中的秘密

红酒与其他酒精饮品都不一样。啤酒和烈酒仅含有相对简单且生物学结构并不活跃的分子（醛酮类、酯类、一元羧酸、挥发酸），但是红酒则含有数毫克多酚类物质，这些物质是在发酵过程中从葡萄皮中提取出来的（表7-1）。

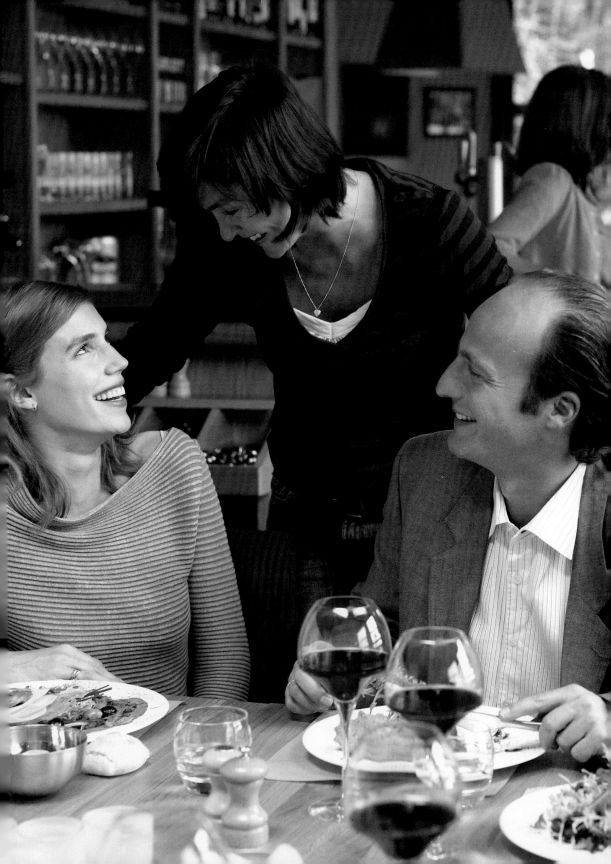

这些复杂的物质是葡萄藤生发出的一种十分复杂的防御系统的一部分，来使葡萄藤免受紫外线及多种觊觎葡萄中高含糖量物质的微生物的伤害。这些多酚类化合物对于红酒的品质绝对是十分重要的，且对人体也同样具有多方面作用，因此，适量摄入红酒对健康有益。由于白葡萄酒在发酵过程中不含葡萄皮，其多酚类物质含量远低于红酒，因此，其有益作用较少。

红酒中的白藜芦醇由于其特殊的生物特性，尤其是其抗氧化、抗炎、抗斑、扩张血管的功效，以及其在代谢方面的影响，受到了人们极大的关注。不过原花青素及某些黄酮醇类物质（槲皮黄酮、儿茶素）也可能是红酒有益心血管健康的因素。此外，值得注意的是，即便是脱醇红酒也可以改善血

∧ 白藜芦醇

管弹性、增加血浆抗氧化作用并降低低密度脂蛋白胆固醇的氧化，所有这些都与心脏保护作用有关。由于人们并没有在缺乏黄酮醇和白藜芦醇的白葡萄酒中观察到此类效果，所以很有可能是红酒中大量的酚类物质在降低死亡风险上起到了主要的作用。

不完全解毒

在了解红酒为健康所带来益处的同时，我们也不应忘记红酒中的酒精仍然是一种有毒物质，所以必须严格控制红酒摄入量以使酒精对人体的危害降至最低。从红酒被咽下的那刻起，酒精就已经开始被胃，尤其是小肠所吸收；然后它会快速进入血液，经血液循环进入肝脏，并由肝脏代谢（图7-2）。乙醇脱氢酶（ADH）首先将乙醇氧化为乙醛，然后，位于肝细胞线粒体中的乙醛脱氢酶则将氧化好的乙醛转化为乙酸。这个代谢过程将剧毒物质（酒精）转变为无害产物（乙酸），但这种解毒方式并不能彻底清除掉酒精的有害作用，因为在此过程中形成的乙醛是一种非常活

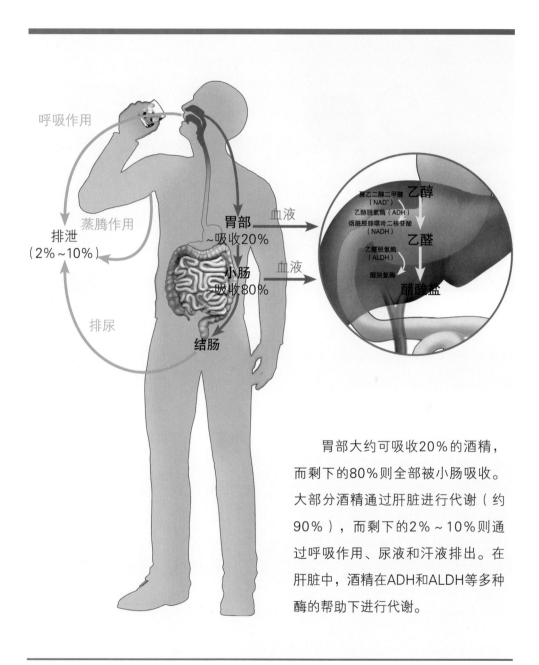

呼吸作用

蒸腾作用

排泄
（2%～10%）

排尿

胃部
~吸收20%

血液

小肠
吸收80%

血液

结肠

乙醇
氧乙二醇二甲醚（NAD⁺）
乙醇脱氢酶（ADH）
烟酰胺腺嘌呤二核苷酸（NADH）

乙醛
乙醛脱氢酶（ALDH）
醛脱氢酶

醋酸盐

胃部大约可吸收20%的酒精，而剩下的80%则全部被小肠吸收。大部分酒精通过肝脏进行代谢（约90%），而剩下的2%～10%则通过呼吸作用、尿液和汗液排出。在肝脏中，酒精在ADH和ALDH等多种酶的帮助下进行代谢。

图7-2　酒精新陈代谢

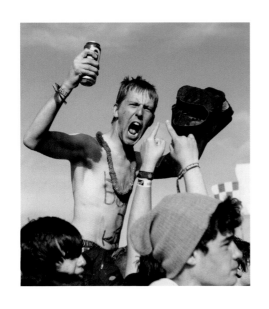

跃的分子，会对细胞遗传物质造成巨大的损害。要知道，乙醛与甲醛（福尔马林）有关，而甲醛在病理学上常被用作长久保存有机组织的固定剂……

一些因素能够影响酒精代谢，并因此会改变在消化过程中产生的乙醛数量。首先，胃中有食物可以或多或少减缓酒精的吸收。这也就是喝酒时最好吃些东西的原因，这点尤为适于那些喝酒的女性，因为她们对酒精的生理效应特别敏感。

在短时间内快速摄入大量酒精，也就是在年轻人间十分流行的狂饮，会导致乙醛大量地增加。这种拼老命喝酒的方式不但会对健康造成长期影响，在短期内也危害多多，因为这种行为使患卒中风险增加2倍，即使是年轻人。体内乙醇脱氢酶和乙醛脱氢酶水平的差异也可极大地左右人对于酒精的敏感度。例如，酗酒者体内含有的乙醇脱氢酶水平较高，每小时能够代谢近40毫升酒，他们的代谢能力比那些适量饮酒者高3倍。基因突变同样能够影响乙醇脱氢酶及乙醛脱氢酶的效果，可极大地改变酒精代谢并产生大量的乙醛。

酒精与癌症

酗酒带来的危害中记录最多的是它可增加某些癌症的患病风险，如口腔、咽喉、食管、结肠、肝脏及乳腺方面的癌症。在1997年，国际癌症研究机构（IARC）将酒精列为第一组致癌物中，该组物质都被证明对人类有致癌特性。然而，在大多数情况下，患癌风险的增加并不是由于酒精本身，而是由于代谢中产生的乙醛所致。

上消化系统（口腔、咽喉、食管）

（下转第148页）

酒精存在性别差异

如果一对体型相当的男女喝同一种酒精饮品，那么酒精对女性的生理影响更为明显。这种差异很大程度上是由女性体内脂肪比例较高导致的，脂肪比例高会降低含水量并增加血液酒精浓度。女性胃内的乙醇脱氢酶与男性相比较少，这样会使酒精代谢减慢，因此大量酒精会进入血液并与身体器官接触。因此，对于那些酗酒的女性而言，因过量饮酒引发疾病（上消化系统和乳腺癌症）而导致早亡的风险要比男性的风险大。

从历史上看，女性饮酒并不是个普遍现象，甚至有时会招人反感，但随着现代社会架构及功能上的重大改变，这些道德限制在大多数情况下都被摒弃了。例如，在西方，有60%的美国女性和96%的丹麦女性经常饮酒，有时会大量饮酒。在加拿大，20%的女性甚至会每月进行至少一次狂饮（一晚上至少喝4杯），而这其中18～24岁的女性占了45%。近期研究显示，首次怀孕前的这种高水平酒精摄入量对于女性来讲存在着潜在的危险，因为这样大大增加了患乳腺癌的风险。综上所述，我们在酒精面前并不是人人平等，女性必须牢记，她们在生理上更易受到酒精这种物质的有害影响。

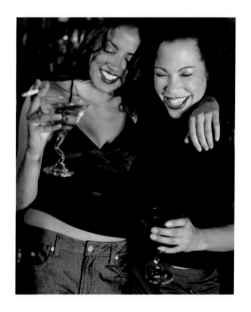

（上接第 146 页）

特别容易受到乙醛的影响。例如，只是经常用含有酒精的漱口水漱口就可将这些器官的患癌风险提高 2 倍，显然这是由于口腔病变接触到由口腔菌群产生的乙醛所导致的。如此看来，摄入酒精饮品显然会导致更为严重的风险，而对于亚洲人来说，由于乙醇脱氢酶和乙醛脱氢酶变异所导致的酒精代谢方面的改变，其体内有大量乙醛产生，这让亚洲人患食管癌风险是其他地区的 20 倍。

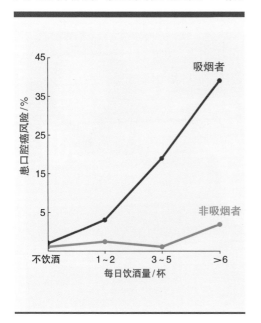

图7-3　酒精和香烟的协同作用对患口腔癌风险的影响

源自Castellsagué 等，2014.

这种危险也在威胁着那些大量饮酒，但仅具有正常酒精代谢能力的人。对于酗酒者，即便是唾液中的乙醛含量都是他们血液中的 10 ~ 20 倍，因为口腔菌群将酒精转化为乙醛。当人们边吸烟边喝酒时，这些有毒的乙醛的数量会增加 700%，这种现象导致抽烟喝酒这两种致癌方式相互作用进而相互增效。例如，每日吸至少一盒烟的酗酒者（每日至少 6 杯酒精饮品），患口腔癌症的风险是那些每日适量饮酒但并不抽烟的人的 40 倍（图 7-3）。因此，抽烟喝酒混合在一起就成了一杯极具爆炸性威力的致癌"鸡尾酒"，这使得口腔、咽喉、食管的细胞暴露在高浓度化合物中，这些化合物能够损害 DNA 并诱发癌症。

上消化系统器官所接触到乙醛数量的多少与所摄入酒的种类有关。一些烈性酒，即便是小口喝下也可产生大量的有毒分子，更何况这类酒很多都在生产过程中已形成了乙醛（表7-2）。最臭名昭著的例子非卡尔瓦多斯酒莫属，这种来自诺曼底地区的苹果白兰地导致法国这一地区的食管癌发病率非常高。

（下转第151页）

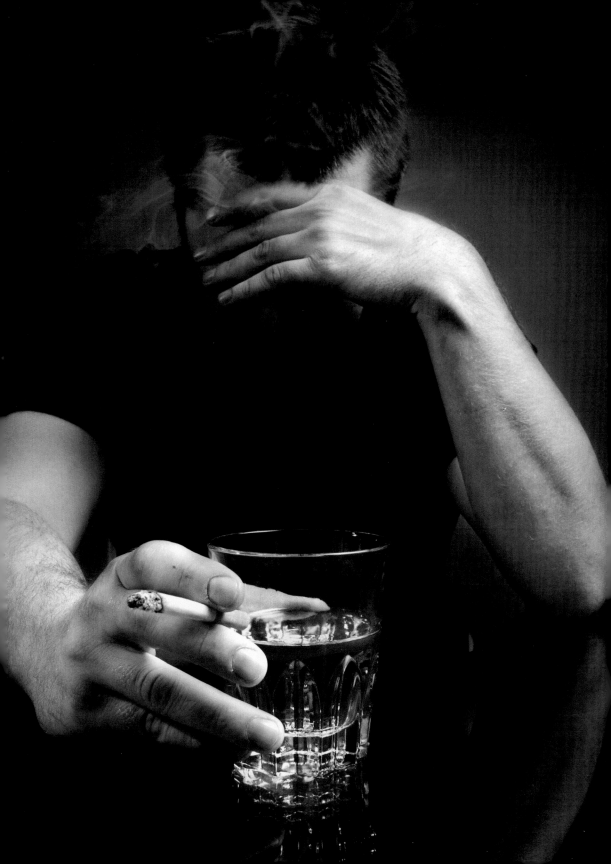

酒精有时令人不适

很多亚洲人，尤其是日本人、韩国人及中国人，都具有高度活跃的乙醇脱氢酶（是正常效率的 40 ~ 100 倍），而这加快了酒精转化为乙醛的速度。血液中这些毒性分子水平突然而快速的提升意味着即便摄入少量酒精也会使这些人不适，如皮疹、头痛和恶心。人们给这种反应起了个绰号，称为"亚洲红脸"。

有基因缺陷的人的反应则更为严重，这种缺陷使人体中的乙醛脱氢酶无法有效地将乙醛转化为乙酸。摄入酒精后大量乙醛积聚会引发心动过速和剧烈的恶心呕吐。全世界约有 5.4 亿人缺乏乙醛脱氢酶，缺少此酶所引发的副作用十分严重，甚至一度有组织呼吁这类人群应禁止饮酒。

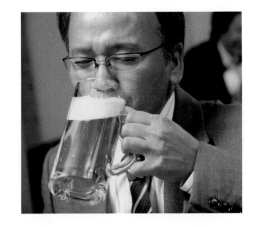

表7-2　不同酒精饮品的乙醛含量

酒精饮品	乙醛质量浓度/毫克·(15毫升酒)$^{-1}$
卡尔瓦多斯酒	2.7
其他烈酒（白兰地干邑，朗姆）	2.3
啤酒与苹果酒	2.7
葡萄酒	1.3

源自Linderborg等，2011.

（上接第148页）

与之相反，红酒对健康的伤害则要小得多，不仅因为其乙醛含量仅有其他酒类的一半，而且还因为在喝红酒时，唾液中乙醛浓度要比喝啤酒及某些烈酒所产生的浓度低得多。一项涉及100万女性的研究指出，饮用非红酒性酒精饮品可使患口腔癌风险增加38%，而适量饮红酒者患此类癌症的风险仅增加7%。

因此，数项研究所指出的摄入红酒有助于死亡率的下降并不仅仅是因为其能够预防心脏疾病，红酒相对于其他种类酒，对于患癌风险的有害影响也更小。

红酒与癌症

红酒仅占全世界酒类消耗量的8%，远远低于烈酒（50%）和啤酒（35%）。这个结果很不幸，因为红酒不仅比其他酒类毒性小，一些研究甚至认为红酒在某些癌症的预防方面也有作用。例如，经常喝啤酒及烈性酒的人患肺癌的风险较高，而适度摄入红酒则能够显著降低患肺癌的风险。同样，在喝红酒的人群中，未见有因饮酒而导致

患癌风险增加，红酒甚至与某些癌症的发病率降低相关。这些观察结果与一项跨越10年涉及100万名女性的大型研究结果一致，表明红酒对某些癌症的预防可能起到积极的作用（图7-4）。在某些情况下，这种防护作用似乎主要归因于酒精，因为无论是红酒、啤酒或是烈酒，摄入这些酒精饮品都会使以下四种癌症的发病率降低，分别是甲状腺癌、肾癌、直肠癌，以及非霍奇金淋巴瘤。

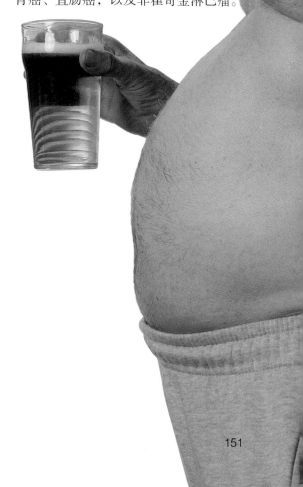

另一方面，喝啤酒或烈性酒会导致患肝癌、口腔癌及结肠癌的风险增加，但是这一情况却完全未出现在喝红酒的人群中，值得一提的是，喝红酒甚至能够降低患结肠癌风险。因为这些癌症属于经常饮酒所造成的间接伤害，所以这些观察结果清楚地表明了饮红酒的优势，以及选择红酒的重要性，因为这样既可以获得喝酒的益处又能将其不良影响降至最低。

红酒中的多酚类物质不仅对心脏健康有药理作用，对降低患癌风险同样也有着积极的效果。

例如，白藜芦醇，作为植物世界里最有力的抗癌物质之一，能够抑制癌症的发生并能阻碍它的发展。在实验室

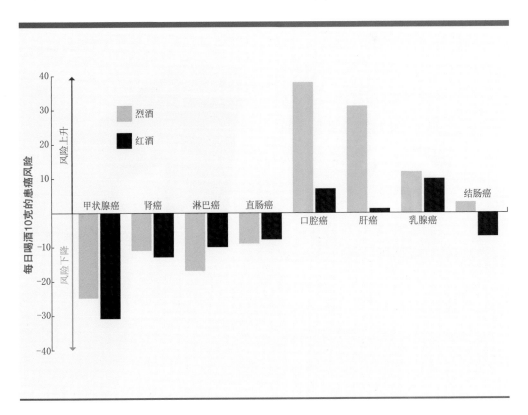

图7-4　饮酒种类对特定癌症发病率的不同影响

源自Allen等，2009.

中，人们发现白藜芦醇能够通过阻断多种人类肿瘤细胞扩散，或诱导细胞凋亡，来达到抑制其生长的目的。白藜芦醇同样在模型系统中表现出了能够阻止一些肿瘤生长的能力，但是白藜芦醇经肠道吸收后，代谢十分迅速，原始分子在血液中的浓度相对较低，这使得人们开始怀疑这种物质是否确实具有干涉人体内癌症发生发展的能力。近期观察结果显示，即便如此，这种代谢也并不妨碍白藜芦醇的抗癌特性，白藜芦醇硫酸盐作为分子的代谢形式由细胞捕获，捕获后再生为白藜芦醇，进而使肿瘤细胞停止生长。正因为这个代谢机制，适量红酒被吸收后所产生的白藜芦醇浓度足以有效地阻碍癌症发展，特别是那些含有大量白藜芦醇的葡萄（黑皮诺葡萄）所制成的红酒效果更佳（表7-3）。

表7-3　不同地区红酒中的白藜芦醇含量

不同地区的红酒	白藜芦醇平均质量浓度/毫克·升$^{-1}$
红葡萄酒（包括所有葡萄）	
法国（勃艮第）	4.4
法国（波尔多）	3.9
法国（罗纳河谷）	3.6
法国（博若莱）	3
意大利	1.8
加利福尼亚	1.5
澳大利亚	1.5
加拿大（安大略省）	3.2
西班牙和葡萄牙	1.6
智利和阿根廷	1.2
黑皮诺	
澳大利亚	13.4
法国（卢瓦尔）	10.8
法国（勃艮第）	4.7
加利福尼亚	5.5
白葡萄酒	< 0.1
波特酒和雪莉酒	< 0.1

源自Goldberg等，1995.

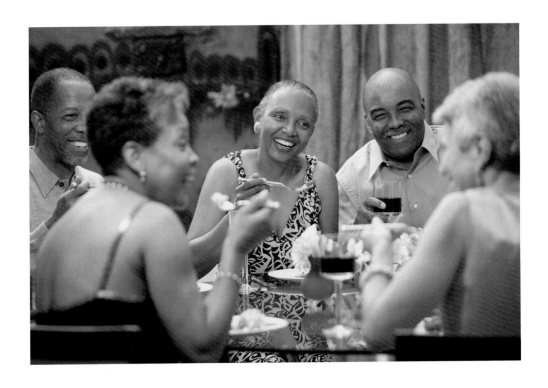

酒精与乳房健康不可兼得？

当提到乳腺癌时，饮酒与患癌风险的关系会变得更为复杂。尽管一些研究发现红酒对于阻止乳腺癌发展有防护作用，即便是对那些具有BRCA1基因突变型的高患癌风险女性也有作用，但就算是适量饮酒，哪怕是红酒还是会导致患乳腺癌风险的轻微增加（约10%）（图7-4）。鉴于这种癌症在西方国家的高发病率，这个研究结果引起了广泛关注。虽说这种关注是合情合理的，但人们应该想到饮酒仅仅是诱发乳腺癌的诸多因素之一。例如，那些居住在某些伊斯兰国家（阿尔及利亚、巴基斯坦、埃及）的女性，她们一生都不会沾酒，但她们的乳腺癌发病率却要高于玻利维亚、墨西哥和波兰的女性，后者平均一年饮用的酒相当于2升纯酒精。

在这个年龄段，适量饮酒对健康影响最重要的方面仍然是显著降低患心脏病的风险，而与适量饮酒增加患乳腺癌风险相比的话，则是利大于弊。对一位50岁女性而言，未来10年患乳腺癌的风险是2.4%；由于饮酒，可使患乳腺癌风险增加这一概率的10%，即50岁的饮酒女性未来10年患乳腺癌风险为2.6%，也就是说，在原有患病概率基础上，酒精会在每1 000名女性中再增加4名乳腺癌患者（图7-5）。

另一方面，50岁女性患心脏疾病的风险更高（46%），适量饮酒可使患病风险降低30%。也就是说，酒精能够使每1 000名女性中少出现140名心脏疾病患者，这么看来，利要远远大于弊。从整体流行病研究上看，低剂量饮酒，尤其是低剂量摄入红酒毫无疑问在总体上对于降低死亡率有着积极的影响。

鉴于酒精对人体健康的复杂性影响，人们在饮酒时务必谨慎，这也是为确保公共健康而进行的某些习惯的倡导或阻止时可借鉴的最好范例。当讨论这些复杂性问题时，教条主义和个人意见往往大行其道，但最重要的是，这些习惯的优缺点应一并呈现在大家面前，然后让人们根据自己能够控制的健康风险，自己来决定究竟应该怎么做。

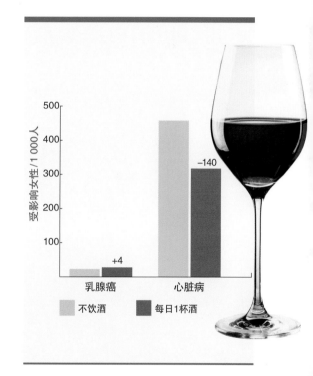

图7-5 50岁年龄段女性适量饮酒对健康的影响

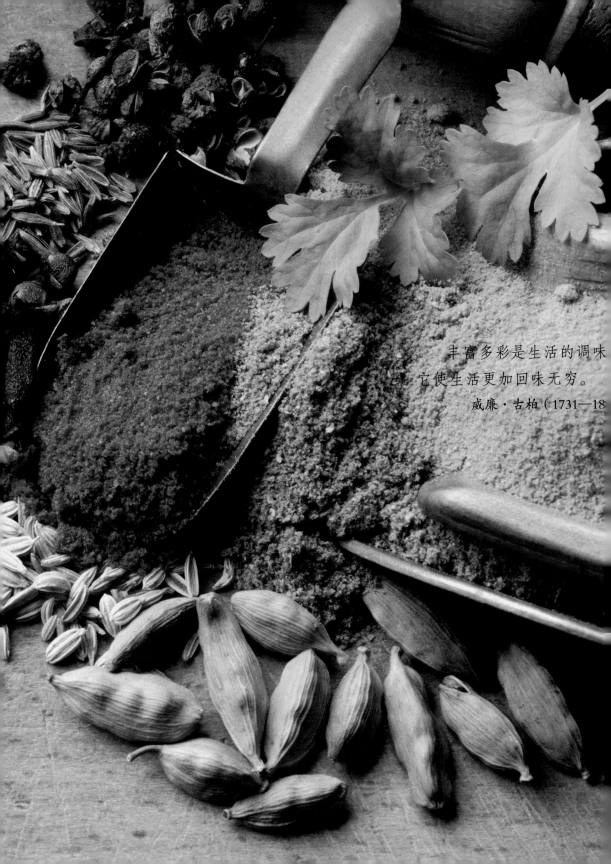

丰富多彩是生活的调味

它使生活更加回味无穷。

威廉·古柏（1731—18

第八章

对付癌细胞的无盐饮食

建议

限制盐类腌制(例如咸鱼)以及含有大量盐分食物的摄入。

源自：世界癌症研究基金会

使食物变得更诱人是人类最区别于动物的行为之一。我们的愿望不仅仅是为了生存——满足我们的基本需要，更是为了生活——去追寻快乐，最大限度地享受短暂的人生。因此，盐和香料的使用是人类历史的转折点，不仅在于它彻底改变了我们与食物的关系，更在于它改变了我们生活的世界。因为正是盐和香料的吸引力，才使探险家们开始探索地球的各个角落，并发现了新航线和新大陆；也正是盐和香料的贸易，催生了殖民主义和资本主义，从而重塑了世界政治格局。尽管盐、香料等调味品如

今唾手可得，但我们必须记住调味不是一种简单的行为，而是一种从历史最重要时期流传下来的宝贵遗产。

地球上的盐

我们食用的盐是地球上最简单的矿物质之一。食盐最早出现在40多亿年前，由火山剧烈活动产生的水蒸气形成酸雨降落到地面，其中带出的地壳里丰富的钠与氯结合，在大海里形成氯化钠并不断地聚积。

原始海洋里相对来说含有大量的

是盐还是钠?

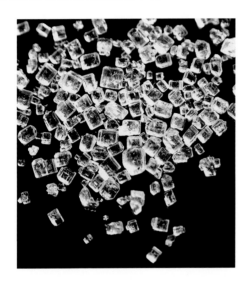

到目前为止我们日常饮食中的钠大部分来自食盐(氯化钠),所以我们通常认为钠和食盐是同义词。然而,从健康的角度来看只有钠的摄入量才是重要的,因此食物营养标签上指示的是钠的含量而不是盐的含量。

由于食盐由40%的钠和60%的氯构成,所以换算起来就很简单:钠的含量乘以2.5就是食盐的量,或者食盐的量乘以0.4就是钠的含量。

盐分,海里最早出现的生物有机体(远古细菌)不得不适应这种生存环境,因此尽管盐看上去很简单,但这种矿物质在生物进化中发挥了非常重要的作用。即使在今天,所有物种的生存都离不开盐,一些喜盐生物甚至保留了在极端高盐环境——例如死海(含盐量为27%,而一般海洋含盐量为3%)或一些非常咸的发酵食品(如酱油、鱼酱)中生长的能力。

钠在维持人体血容量、血液pH、肌肉收缩和神经冲动传导中起着关键的作用。据估计,一个人每日至少需摄入500毫克的盐(即200毫克钠)来补充主要通过汗水等形式流失的钠。对于史前人类来说,狩猎和采集的食物是盐的唯一来源,毫无疑问他们盐的摄入量是足够满足生理需求的,但是随着从狩猎、采集到农耕的转变,人类的饮食结构发生了变化——减少了肉类摄入,更多地食用含盐量低的谷物。这给健康平衡造成了威胁,迫使人类付出巨大的努力去找寻盐的其他来源。而对食物添加盐后可以大大延长保存时间的发现，打开了人类饮食史上的一个新篇章，并使这个调料成为人类物质文明存在不可或缺的一部分。

盐与癌症

尽管用盐保存食物能降低季节性波动对食物品种带来的影响，但这种做法对健康存在负面影响。大量研究表明，盐除了与高血压密切相关、能增加卒中风险外，还是胃癌的一个主要危险因素。例如在北美，胃癌是20世纪初死亡的一个重要原因，但随着冷藏技术的出现，新鲜水果和蔬菜的冷藏变得越来越普及，人们减少了盐腌食物的摄入，使得癌症的发病率急剧下降。同样，一些流行病学研究也表明高盐饮食与胃癌发病的显著增加具有相关性。例如，一些亚洲国家居民平均所食用的盐是西方国家的2倍，所以特别容易罹患这种疾病，

（下转第161页）

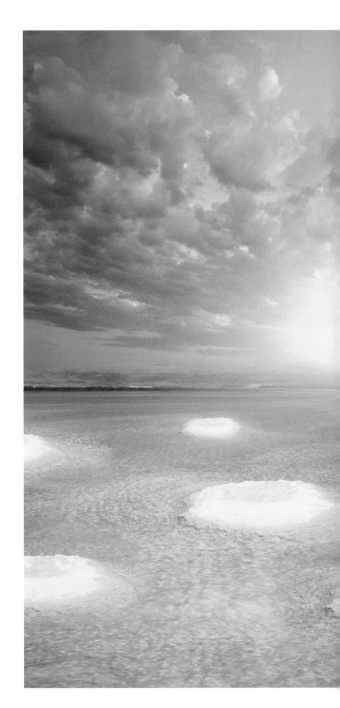

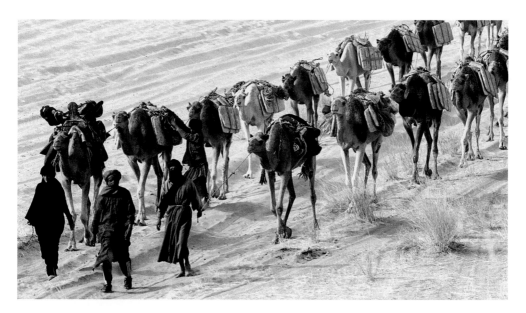

白色的金子

　　动物们会本能地被盐所吸引，人们发现动物能找到盐渍地，并在那里舔舐地面来满足生理需要，这就使人们产生了使用这些盐资源来满足自身生理需求的想法。然而，只有盐在保存食物方面的作用被发现后才能真正被称为一场盐的革命。盐通过渗透作用使食物脱水，可以减少微生物对食物的污染，从而大大地延长其保存时间，这一特性特别有利于人们的长途旅行。因此，盐迅速成为具有巨大经济和政治价值的一种原料，盐资源的发现和运盐道路的控制大大促进了许多城市和国家财富的积累。例如盐是罗马帝国扩张必不可少的，其中最早的一条运盐大道是从罗马通往亚得里亚海（盐产量较高的盐水湖）的"萨拉里亚大道"（*Via Salaria*）。古罗马士兵甚至曾经把盐作为军饷，"工资"（salary）一词源于拉丁文"salarium"，就是这么来的。许多国家随后开始模仿罗马人修建公路来运输盐，其中最壮观的是14世纪被称为"沙漠之珠"的马里王国的廷巴克图采用长长的骆驼商队穿越撒哈拉沙漠运盐的情景。

（上接第159页）

胃癌在日本和韩国一直是一种最常见的恶性肿瘤。如此高的发病率似乎与遗传没有相关性，因为当移民到西方的日本人减少食盐摄入量后，他们患胃癌的风险就会大幅度降低。包括韩国泡菜、日本味噌、越式鱼酱等很咸的食物是亚洲传统饮食的一个重要组成部分；看起来这些饮食习惯在胃癌的发病中起了重要作用，也导致了这一地区鼻咽癌的高发病率。同样有趣的发现是，在那些盐曾发挥过重要历史作用的国家——如拥有非洲盐商队的马里、拥有大盐矿的智利、或者把盐鳕鱼作为必不可少饮食的葡萄牙——都有与胃癌高发病率相关的高盐饮食习惯。

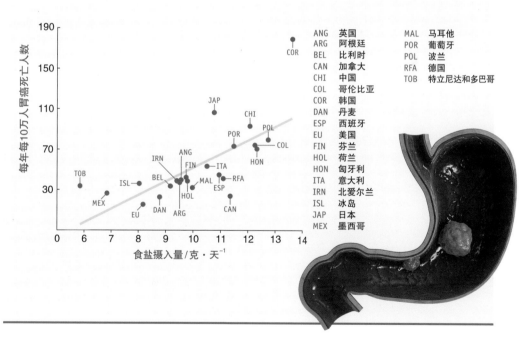

ANG	英国		MAL	马耳他
ARG	阿根廷		POR	葡萄牙
BEL	比利时		POL	波兰
CAN	加拿大		RFA	德国
CHI	中国		TOB	特立尼达和多巴哥
COL	哥伦比亚			
COR	韩国			
DAN	丹麦			
ESP	西班牙			
EU	美国			
FIN	芬兰			
HOL	荷兰			
HON	匈牙利			
ITA	意大利			
IRN	北爱尔兰			
ISL	冰岛			
JAP	日本			
MEX	墨西哥			

图8-1　食盐摄入量与胃癌死亡率之间的相关性

源自Joossens等，1996.

爱盐的细菌

感染幽门螺杆菌也被认为是胃癌发生的一个主要危险因素。这些极其不寻常的细菌能够抵抗人胃中的高酸环境，它们的螺旋状鞭毛（因此得名幽门螺杆）使它们能像螺丝锥那样旋转固定到胃黏膜细胞表面，因此可以成功定居于这些细胞上。很可能我们已经与这些细菌一起生活了至少6万年。

据估计，世界上一半人口感染了幽门螺杆菌，但在大多数情况下这种感染是无症状的，换句话说这些细菌处于尚未造成消化系统损害的潜伏状态。另一方面，大约1%的感染者中，细菌会引起胃黏膜的炎症，这会导致细胞遗传物质的突变并增加癌症的风险。虽然这些对幽门螺杆菌感染的不同的敏感性，反映了可能存在不同的细菌菌株，但最近的研究表明，饮食中摄入太多的盐可通过刺激细菌产生癌前蛋白引发这种炎症级联反应。也就是说，虽然盐本身并不是致癌物质，然而通过为幽门螺杆菌表达炎症和致癌潜力提供最适条件，盐被认为是促进胃癌发生和发展的一个重要因素。

植物抗生素

食用大量的水果和蔬菜能够降低罹患胃癌的风险，一定程度上可能是由于维生素C能够抑制胃里亚硝胺的形成，保护黏膜细胞免受氧化应激损伤。有趣的是，某些蔬菜中的植物素能中和消除幽门螺旋杆菌的感染，从而可能有助于预防胃癌。例如西兰花的萝卜硫素，对幽门螺杆菌具有强大的抗菌作用。日本的一项临床研究表明，食用富含萝卜硫素的西兰花芽，能使感染者体内的幽门螺杆菌水平降低50%左右。

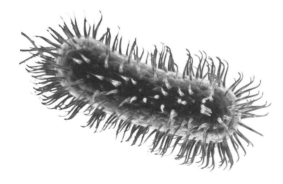

< 电子显微镜下的幽门螺杆菌

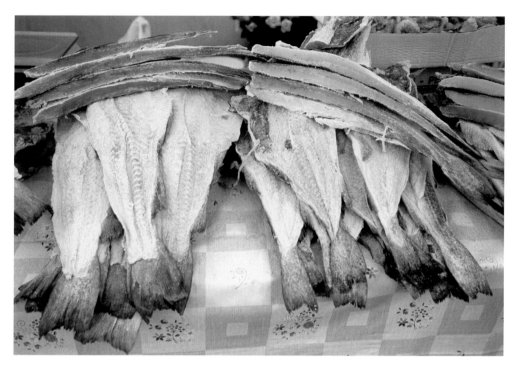

∧　葡萄牙阿尔加维盐鳕鱼

食品工业中的盐

如今，在全球范围内，盐已经成为用来增加食物风味的主要调味剂，据统计每人每日平均食用10克盐（即4克钠）。这其中有75%以上是工业化生产的食品，因此可算是被动摄入的（图8-2）。这个食盐摄入量太高了，几乎是公共健康组织推荐量（1.5克钠）的3倍，这对我们的健康是有害的。例如，

据估计有超过200万人因食盐摄入过多而直接导致过早地死于心脏疾病。最近有数据表明，食物中的盐同样可以在体内组织积累，并激活某些在自身免疫系统中起作用的免疫细胞。在过去的50年中，人们观察到自身免疫性疾病急剧增加，这与食品产业中食盐这种调味品过度使用的情况相符合。

盐是我们饮食文化的一部分，在一些菜肴的感官特性上起着至关重要的作

163

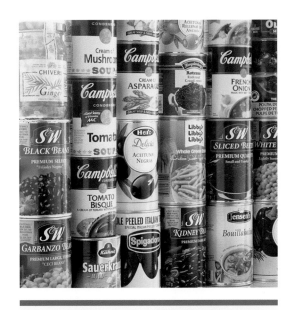

用。另一方面，对食品产业来说，盐仅仅是保存食物或给普通食物调味的一种产品，因此这些食盐的添加量是根据人的口味而定的，却完全不顾我们生理的实际需要量。减少食盐摄入唯一有效的办法是少吃这些工业产品，并尽可能自己下厨——这样才能让自己摆脱摄入过多的盐。我们也要记住，盐并不是唯一的调味品！世界各地有几百种不同的香料和调味料，这些美味的配料不仅可以让我们探索新的烹饪体验，而且这些植物调料中还往往含有大量有益健康——特别是对于预防癌症有效的分子。

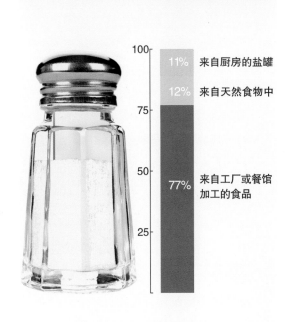

图8-2　盐的饮食来源

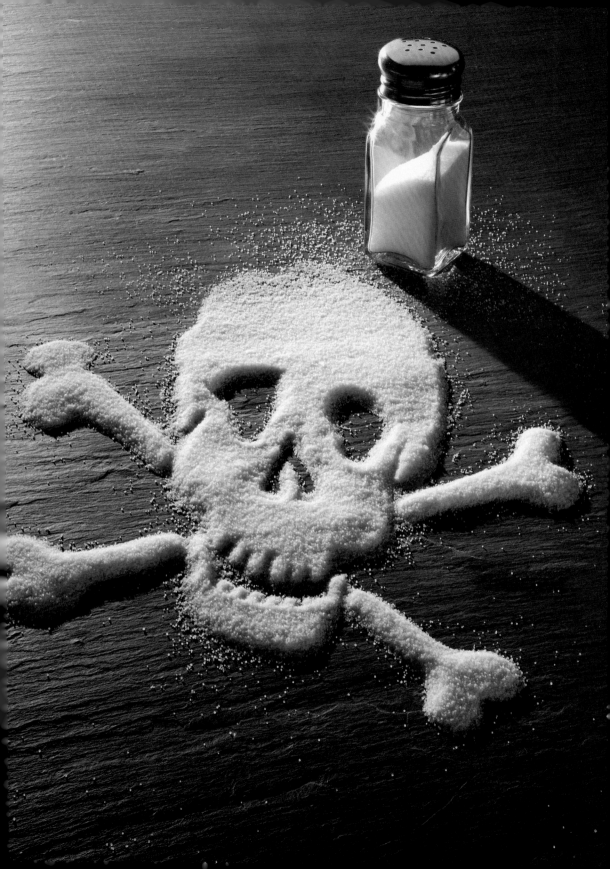

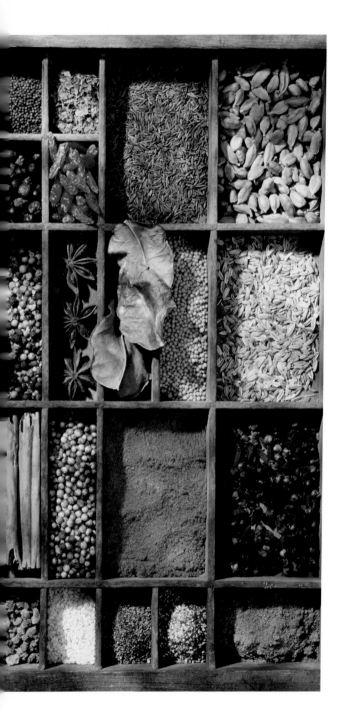

有益健康的香料

人类使用香料调味的历史很可能和人类本身一样悠久，在20 000多年前史前人居住的遗址中就发现了罂粟、小茴香和香菜子。最近在波罗的海沿岸发现了大约6 000年前用于烹饪的陶罐中，有大蒜芥菜籽（alliariapetiolata）的痕迹，这充分说明人类对于香料的钟爱。虽然这些种子营养价值很少，但有类似芥末的辛辣味道，证明了早在史前，厨师们就钟爱香辣口味。

研究表明，我们之所以喜爱香料，除了其本身的味道外，很大程度上源于它们对健康的积极作用。出于自我保护，所有的植物、香料和草药都会产生大量具有抑菌、杀菌和杀虫功能的化合物，这对人类饮食也很有用，因为香料和草药的抗菌作用使得延长食物——特别是肉类——的保存时间成为可能。这对世界上最热地区的居民来说是特别重要的一种属性：经过分析这些地区典型的肉类食谱的成分，发现菜肴中用的香料比北欧国家多得多（图8-3）。而有时候这些香料的魔力令人难以置信，那些品尝过印度南部咖喱鲭鱼、墨西哥巧克力辣酱鸡肉或埃塞俄比亚咖喱炖鸡的美食家们都可以证实这一点！很可能是经常使用这些香料的人因为吃得健康，人也变得更健康，从而推动了这种习俗在整个人群中的传播，最终，辛辣饮食就成为世界上几个热带地

区共同的文化特征。

香料不一定非要让你的嘴巴变得"火辣"才能抑制细菌生长，像草药牛至、百里香、迷迭香和香菜有着与热带地区的胡椒、辣椒、豆蔻和姜黄完全相同的抗菌活性，这些草药提取物甚至能有效杀灭耐甲氧西林金黄色葡萄球菌——一种非常危险的细菌。如果说欧洲人第一次接触来自印度、东南亚或印

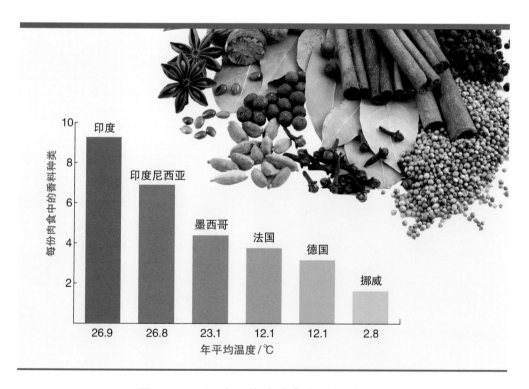

图8-3　不同地区传统饮食中香料的使用

源自Billing和Sherman, 1998.

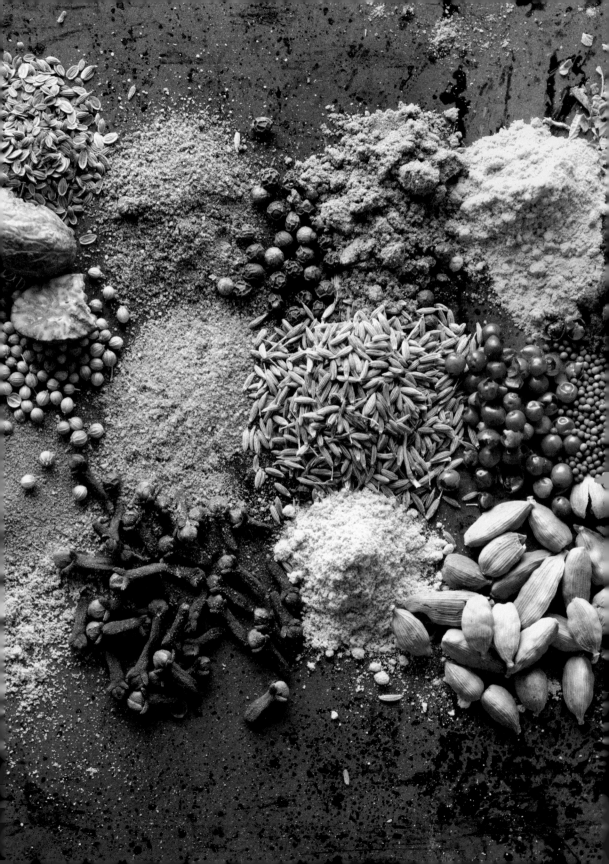

尼的香料就燃起了他们的热情，成为他们探索世界的催化剂的话，那么正是生长在地中海盆地周围丰富的植物种类都有抗菌特性这个因素，才真正在这些地区传统烹饪的变革中扮演了主要角色，而这些植物至今仍是南欧及北美菜系的"标签"。

抗癌香料

香料和草药都是有益健康的、具有较强抗癌活性的植物精英俱乐部的成员。最先观察到的证据就是，食用大量香料的人群（例如印度人）的总体癌症发病率是很少食用香料国家（如欧洲或北美）的四分之一（图8-4）。这种差异在几种对西方人群的威胁较大的癌症中尤为显著，特别是结肠癌和前列腺癌，这些癌症的发病率印度分别是西方国家的十分之一和二十五分之一。当然食用香料不是导致这些差异的唯一因素；癌症是一种复杂的、受生活方式影

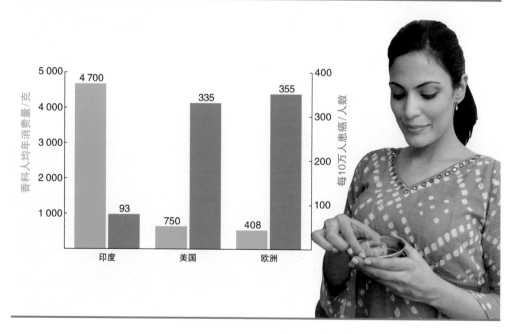

图8-4　香料人均消费量与癌症发病率

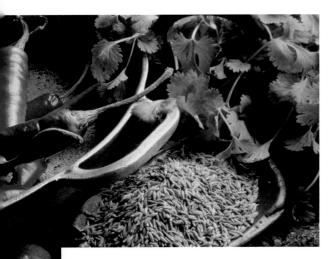

响巨大的疾病。无论其抗癌分子含量如何，都没有一种单一的食物可以阻止癌症的发生。尽管如此，某些香料因含有高浓度的、对肿瘤发展重要进程有广泛影响的化合物，可能在预防癌症方面发挥重要作用（表8-1）。例如大多数香料有很强的抗炎效应，能抑制炎症细胞分泌肿瘤细胞生

表8-1 常用香料的抗癌活性

香料	主要活性分子	抗癌活性			
		抗炎活性	抑制癌细胞的生长	诱导凋亡	抑制血管生成
姜黄	姜黄素	·	·	·	·
生姜	6-姜辣素	·		·	·
红辣椒	辣椒素	·		·	·
肉桂	肉桂醛	·	·		
肉豆蔻	丁香油酚		·		
芝麻	芝麻素		·		
胡椒	胡椒素	·			
西芹	芹菜素		·		·
迷迭香	鼠尾草酚	·	·		
香菜	香叶醇		·		
罗勒	熊果酸	·	·		

源自Aggarwal等，2009.

长必需的癌前因子，从而改变肿瘤细胞的生长环境。有些香料和草药含有的某些植物化合物可以通过阻止其增殖或诱导其凋亡而直接作用于肿瘤细胞并阻止其生长。

在某些情况下，香料和草药的活性化合物也可以通过抑制血管新生而阻止新的血管通路形成，以使肿瘤细胞无法获得生存所必需的营养物质和氧气而被"饿死"。因此，使用香料和草药烹饪，不仅有助于增加日常菜肴的味道，而且这些植物作为具有强大抗肿瘤活性化合物的浓缩物，能减缓肿瘤细胞的生长从而预防多种癌症。

姜黄——印度的黄金

姜黄是可以说明经常食用这些抗癌植物化合物有益的最好例子。印度人使用姜黄已经几千年了——在距今4 500年前印度西北部哈拉帕文明遗址中，烹饪用的瓦罐内壁就发现有这种香料的痕迹。当今单单印度人消费的姜黄就占世界总产

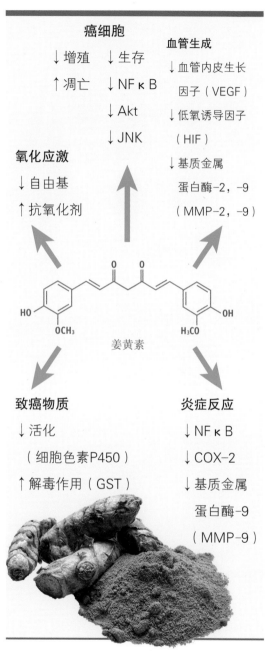

图8-5 姜黄中姜黄素的主要生理作用

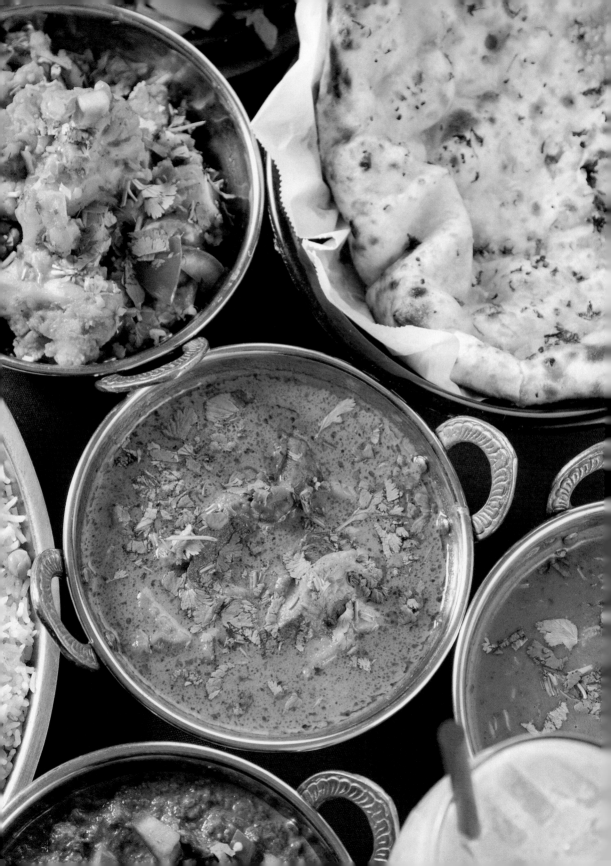

量的80％，这意味着每人每日消费约2克姜黄。

近年来发表的几千篇科研论文表明，姜黄的高消费可能对印度某些癌症低发病率起着重要作用。姜黄不仅仅是一种简单的、可与其他香料（如咖喱）完美融合带来独特香气和口味的香料，它是一种包含大约235类不同的具有抗炎和抗癌特性化合物的复杂植物。姜黄的主要多酚——姜黄素，由于含量较多（占姜黄重量的2%～5%）以及对癌症发生和发展的一些过程具有强大的抑制作用，是迄今被关注最多的（图8-5）。例如，姜黄素被认为是对抗癌症的第一道防线，一方面是其具有显著的防止自由基引起DNA损伤的抗氧化活性，另一方面是其能影响致癌物质的代谢。通过直接与人体解毒系统的协同作用，姜黄可以阻止致癌物的激活或加速其在体内的消除。

近年来的几个研究表明，姜黄素杰出的抗炎作用是其具有防癌作用的主要原因。姜黄素能特异性地抑制NF-κB和COX-2蛋白——两种炎症反应的主要调控因子，从而减少参与肿瘤细胞生存和

生长的调控因子的产生（见第一章）。因此姜黄是具有最强大抗癌作用的可食用植物之一，甚至提出了可用它来进行治疗的有趣可能性——例如，姜黄可以作为传统放射治疗的一项补充。已有60多项完成的临床试验和30多项正在进行的研究，来评估姜黄治疗各种癌症（结肠癌、乳腺癌、胰腺癌、骨髓瘤）和其他疾病的有效性。初步结果是令人鼓舞的，因为即使食用相对高剂量的姜黄和姜黄素，其耐受性依然良好，而且一些患者对治疗的反应较好。例如，有一项研究表明，姜黄素能提高晚期乳腺癌患者对化疗的敏感性。

数字的力量

除了亚洲和印度的食谱以外，姜黄还可以被完美地添加到各种各样的菜肴中——如汤、酱汁、香醋等。如今找到完整的姜黄根也变得比以前更容易，使用新鲜磨碎的姜黄根是一个享受它美妙味道的好方法，一些研究也表明，其抗氧化活性可能高于其粉剂制品。市场上的咖喱粉也含有姜黄，但就平均而言，

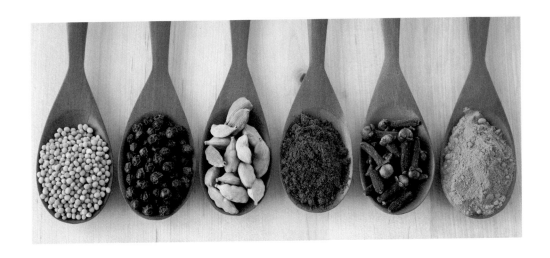

其含量（0.3%）是姜黄粉（1.5%）的五分之一，所以在咖喱粉之外添加额外的姜黄是一个好主意。

但无论姜黄来自哪里，获得最大效益的黄金法则是：使之与胡椒一起溶解于脂肪中，以增加其生物利用度。由于一类称为UDP-葡萄糖醛酸转移酶的酶会将姜黄素从其体内排出，所以姜黄素通常被肠道吸收的效果不好，但胡椒中的胡椒碱能干扰这种代谢过程并使姜黄素的吸收率提高2 000倍。研究表明，如果姜黄素能修复致癌物引起的DNA损伤和抑制乳腺癌干细胞的生长，则胡椒碱的这种作用是至关重要的；看来添加其他香料（如姜和孜然这两种常用来做

咖喱的材料）可以大大增加姜黄素的吸收。人们长期以来不遗余力地寻找口味和健康的最佳组合，看来姜黄的组合又是一个植根于世界烹饪传统大智慧的美好例证。

一个美食的实验

其他香料和草药也含有大量有助于预防癌症的植物化合物。例如，西芹和百里香中含有特别丰富的芹黄素和木犀草素，以及肉桂中的肉桂醛，这些都能阻止新血管的形成，因此同样可以预防某些癌症的发生；红辣椒中的辣椒素和生姜中的姜辣素也被观察到具有抗癌的

作用。因此，包含多种香料和草药的饮食，有助于吸收大量植物化合物，可以在多方面攻击癌细胞，从而产生有助于预防癌症的协同效应。

我们也不该忽略香料对我们食物感官特性的主要影响，特别是在一个感官被脂肪、糖和盐所充斥，并成为我们能体验到的主要的口味的时代——这种单调的饮食方式，使我们看重我们基本需要的满足，过于品尝丰富的味道，让我们忘记"吃"是一种独特的感官体验，它的精致是世界不同烹饪传统经过几千年实践的结果。在某些情况下，香料的明显味道对感官的刺激会迅速传到大脑并激活饱食中枢，这意味着吃辛辣食物的人会较快感觉到饱足感，从而避免摄入过多的热量。这种降低食欲的作用在辣椒的例子中尤其明显，食用辣椒后，其主要的成分辣椒素会减少饥饿素（一种食欲激素）的分泌，从而降低食欲。

因此，使用大量的香料和草药为日常菜肴调味并无不利的影响。香料不含糖或脂肪，因此没有热量。此外香料能提高我们的感官知觉，使我们创造出更美味、更令人满意的食物，并同时为人体提供许多具有抗癌特性的植物分子。推荐低盐饮食不仅仅是一个预防心脏病和某些癌症的好策略，也是为预防癌症加点料的最佳办法。

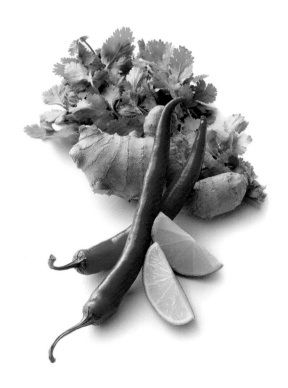

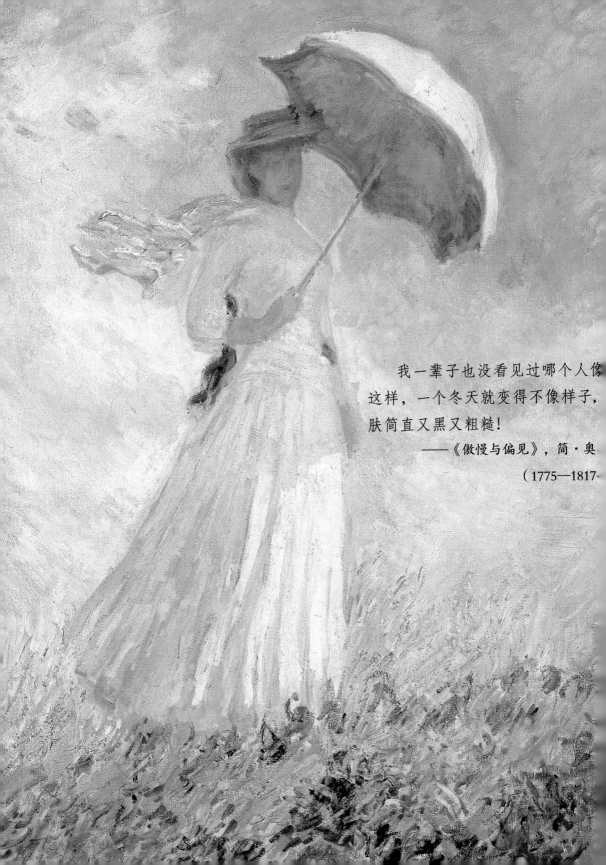

我一辈子也没看见过哪个人像
这样，一个冬天就变得不像样子，
肤简直又黑又粗糙！

——《傲慢与偏见》，简·奥

（1775—1817

第九章

太阳的阴暗面

建议

为了保护皮肤，我们需要避免不必要的阳光照射，如果无法待在荫凉处，记得要穿防护服或涂防晒霜。

源自：美国癌症协会

在基督纪元的大部分时间里，白色面孔和皮肤一直被认为是一种优越性的标志，因为白色象征着纯洁和神圣，它成为精英阶层和普通民众之间的明显区别，因为深色皮肤意味着人们为了生存不得不在酷热的阳光下努力工作。对于富人们来说，为了保护他们的社会声誉，太阳是不惜一切代价要躲避的敌人。在许多19世纪印象派画家的画里，人们都穿长衫、戴帽子、撑阳伞——这也很好地阐释了当时人们对此的关切。白色皮肤是如此的重要，以至于人们有

时用米粉甚至白色含铅的化妆品来衬托肤色，甚至不顾铅中毒的风险。

然而工业革命却带来了一个转折，人们对阳光的态度发生了彻底的改变，其中的奥秘恐怕只有历史知道。随着露天工作者迁移到工厂，这些工人如今成了拥有白色皮肤的人群，这意味着中产阶级和上层贵族不得不重新寻找棕褐色皮肤的"好处"，以使自己与众不同。

时装设计师可可·香奈儿被公认为引领日光浴潮流的先驱人物，1923年从法国里维埃拉度假回来后，她是最早

< 《撑阳伞的女人》（1886），克劳德·莫奈（1840年～1926年）

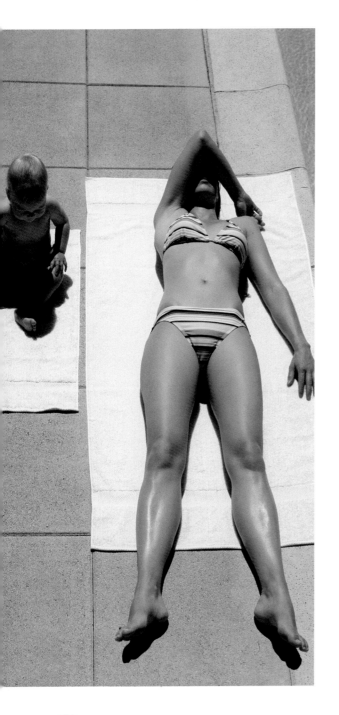

大胆展示一身古铜色皮肤的名流之一。然而真正推动这一潮流的催化剂还是那个时期生活方式的彻底革命，尤其是女性解放带来的穿着搭配的自由化，使她们可以展露更多的肌肤，而带薪休假也使得户外活动越来越流行。古铜色皮肤变成一种奢侈品，成为成功、富裕人士的标志，显示出他们不同于那些被室内工作奴役的普通人。在短短几年中，古铜色皮肤从社会低阶层的标志一跃而变成一个美丽和健康的象征——一种充满活力的的生活方式的外在表现。

一把双刃剑

尽管生活中常常是这样，但其实过分防护和无限曝晒这两种对阳光的极端态度都是不正确的。早在古希腊，人们就已经知道阳光具有治疗疾病的作用，特别是治疗结核病和关节炎，罗马人运用这种认识发明了日光浴室（古罗马的医神（下转第181页）

光线和辐射

像所有的恒星一样，太阳是一个巨大的、通过氢原子聚变反应产生惊人能量的热核发电厂。这种能量以不同波长的电磁波形式照射到地球，其中包含50%的红外线——太阳热量的来源、40%的可见光和10%的紫外线。所有形式的辐射，无论是无线电、微波、可见光或放射性的伽马射线，都是由相同的粒子、光子产生的，只是它们的频率不同（图9-1）。例如放射源发出的伽马射线光子，其射出频率之高可使它的能量足以将其遇到的其他物质中的电子释放出来——这种现象称为电离辐射。紫外线频率比伽马或X射线低，为非电离辐射，但其能量仍高到足以通过产生自由基而对生物系统造成伤害。

自从1945年广岛和长崎遭受原子弹袭击后，一切核能都会引起巨大的焦虑，但是我们不要忘记，太阳的紫外线也是从核聚变过程产生的，其中有一些能对皮肤造成相当大的损伤。

至于手机使用的无线电频率，一些研究提出了略有增加脑癌风险的可能性（神经胶质瘤和脑膜瘤），因此国际癌症研究机构将其列为潜在致癌辐射（B类致癌物质）。然而最近的研究结果是令人放心的，因为研究表明，在开始使用手机以来的10年里，脑癌的风险并未显著增加。尽管如此，也有一些研究报道称使用手机过于频繁的人会显著增加神经鞘瘤的风险（一种听觉神经的良性肿瘤）。因此我们还不能下结论说手机辐射从长期看完全没有不利影响，有鉴于此，一些专家建议，应限制通话时间，尤其是年轻人，或戴上耳机而不是把电话放在耳朵旁边。至于来自基站、无线互联网接入系统（Wi-Fi）或网络仪表这些远离身体的辐射，目前的研究表明这些辐射均不会增加癌症发病的风险。

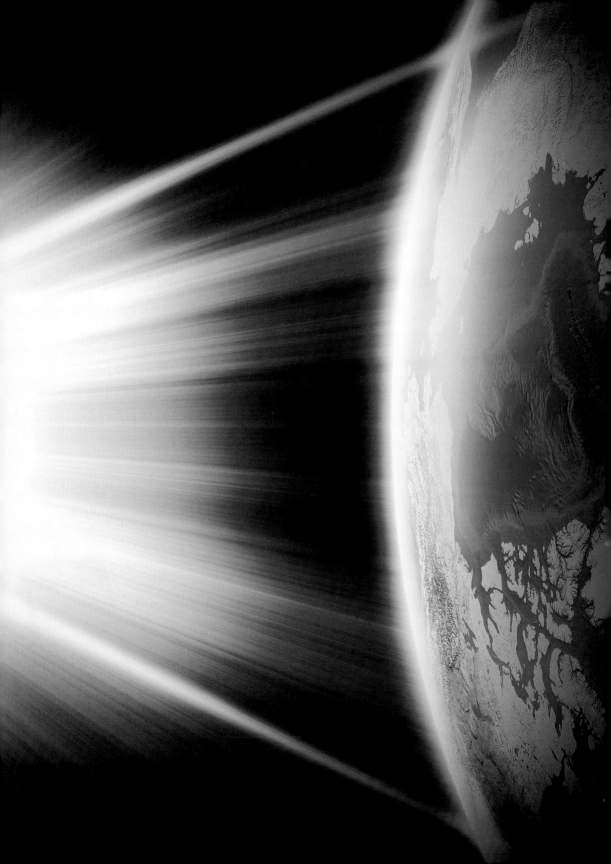

（上接第178页）
亚希彼斯是光明之神阿波罗的儿子）。波斯著名医学家阿维森纳同样同意阳光具有治疗疾病的作用，但他也是第一个指出过多的阳光照射是有害的，应该避免晒伤皮肤。因此，即使在古代，阳光就已被认为是一把双刃剑——太多和太少都可以是有害的。

我们现在知道太阳的双重作用源于阳光中含波长广泛的电磁波，其中有些对健康会带来有益的影响，而另一些则会造成相当大的伤害。

显著的益处

首先，积极的方面：太阳显然是生命必不可少的！阳光中的可见光使植物能进行光合作用、使我们能够区分物体的形状和颜色、甚至使我们能通过位于下丘脑视交叉上核的生物钟控制我们的一些生理功能。

阳光中的紫外线UVB作用于皮肤会

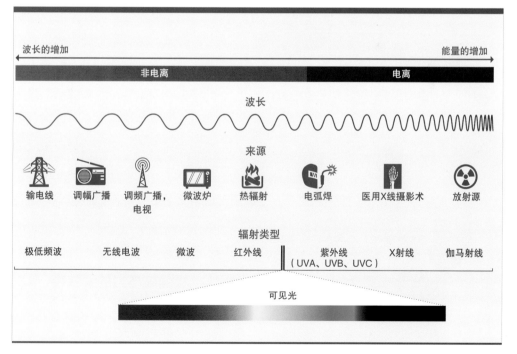

图9-1　电磁波谱

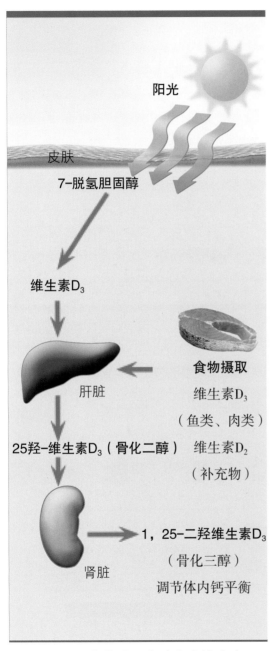

图9-2 阳光作用于皮肤产生维生素D

使一种称为7-脱氢胆固醇的分子转化为维生素D_3，然后再由肝脏和肾脏进一步转化为具有生物活性形式的维生素D——1，25二羟维生素D_3（图9-2）。维生素D在钙和磷的吸收中起着至关重要的作用，因此是一个关键的骨量调节器。事实上，儿童时期缺乏维生素D会引起一种骨骼病称为佝偻病，这就是为什么在北美，牛奶必须添加维生素D来强化。

当皮肤暴露在阳光下的时间较短的时候，这种辐射的影响是有限的，只会产生维生素D；但当皮肤的暴露时间太长时，接收到的过多能量会使其他细胞成分可能遭到破坏。简而言之，阳光对健康影响的症结在于：我们如何在享受阳光照射带来的好处的同时，避免接触过多紫外线辐射所造成的伤害？

极强破坏力的紫外线

紫外线属于不可见光，不会产生热量，太阳发出三种不同波长的紫外线：UVA（近紫外线）——迄今为止是含量最多的；UVB（远紫外线）——能量更高，但数量少得多（5%）；UVC（超短紫外线）——对生物危害最大，但被臭氧层全部吸收（表9-1）。尽管UVA由于能量低而被认为是危害不大的，但它们穿透性极强，能深入肌肤，引发破坏胶原纤维的自由基的产生，导致皮肤过早老化，因此对皮肤伤害很大。最新的研究结果表明，自由基的形成也会给癌症的发生带来影响。

另一方面，UVB部分被臭氧层阻挡，但在阳光过度照射的情况下，到达地球表面的那部分UVB就会对人体造成一系列的伤害，其中最常见的就是大家所熟悉的晒伤或皮肤红斑，大多数旅游者，特别是去炎热国家度假的游客都有这种遭遇。最近进行的研究表明，这种肉眼可见的反应虽然常给人带来不适，但它其实是机体健康细胞对UVB造成伤害的一种修复过程——是肌肤清除那些在此炎性反应中受

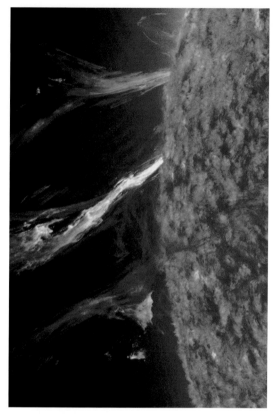

表9-1　紫外线的主要特性

特性	紫外线	
	UVA	UVB
合成维生素D		·
穿透玻璃	·	
使皮肤衰老	·	
引起晒伤		·
引起皮肤癌	·	·

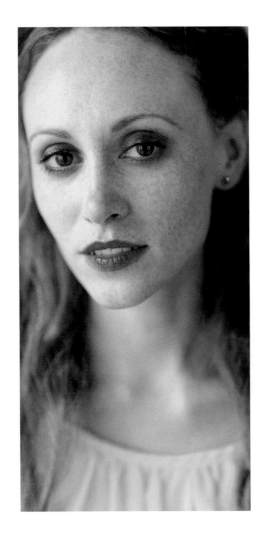

生自由基以及病理炎症，这两者都为癌前细胞的生长提供了一个合适的环境。因此，无论何种类型的紫外线都是排在前列的致癌物质，能引起细胞基因突变并改变细胞环境，从而促进癌症的发生、发展。

白种人

黑色素是人类经过长期进化选择而产生的一种色素，这一复杂的聚合物具有吸收放射能量、减少细胞损伤的特性，因此能保护皮肤免受紫外线的伤害。表皮的黑色素细胞分泌的黑色素有两个不同类型——真黑素（黑色或深棕色）和褐黑素（红色或黄色）。人们头发和皮肤颜色的差异不是由他们皮肤中的黑色素细胞数量决定的，而是由这些细胞分泌的黑色素数量和类型所决定的。

人类最初的黑色皮肤是为了保护自己免受非洲大陆强烈的阳光辐射。最早走出非洲的移民——特别是那些移居到寒冷国家的人们，他们的肤色也产生了重大的变化。在这些高纬度地区，黑色

到DNA损伤的细胞和其他死亡细胞的过程，从生理角度讲是有益的，但这种机制并不完美，而且反复晒伤增加了受损细胞不受"修复过程"影响而发生癌变的风险。过度暴露于这些射线下还会产

素的减少会使他们皮肤变得更加白皙，阳光能更深地渗透进表皮从而增加维生素D的合成，使他们获得了一个显著的生存优势。然而这似乎是一个相对较近的变化，因为三个与白皙皮肤相关的基因被认为仅出现在1.5万年前的欧洲人群中。

　　这些皮肤色素的差异对人们长期暴露于紫外线的敏感性产生重大影响（表9-2）。皮肤主要有六种类型，一般来说，一个人的皮肤、头发和眼睛颜色越浅，患皮肤癌的风险越高，可高达黑种人的100倍。红头发的白种人风险尤其高，因为他们的主要色素——褐黑素，不仅不能有效地阻挡阳光，而且当受到紫外线刺激时会产生大量的自由基，导致皮肤细胞的损伤更加严重。更重要的是，最近的观察同样表明，即使在没有紫外线的情况下，红头发的白种人患黑色素瘤的风险依然增加，这主要归咎于褐黑素引起的氧化应激。

　　虽然与生俱来的黑皮肤意味着较低的皮肤癌风险，但这并不表示一个皮肤白皙的人被晒黑后能获得同样的保护。当皮肤暴露于紫外线之下时，一个重要

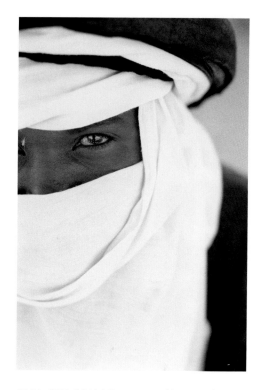

的肿瘤抑制基因——p53能立即检测到紫外线对细胞的DNA损伤，并促进黑色素形成以保护皮肤免受进一步的伤害。这种反应非常重要（大部分皮肤癌正是p53缺失造成的结果），而且在这过程中会同时分泌一种神经递质——内啡肽，它会让人们在照射阳光时产生愉悦感，但这种应急产生的黑色素防护能力是有限的，不能预防随后的阳光照射所造成的所有伤害。换句话说，虽然晒黑确实是皮肤的一种防御机制，但它只提

表9-2　菲茨帕特里克皮肤类型

类型	头发和皮肤的颜色	实例	对紫外线的敏感性	皮肤癌风险
1	象牙白色的皮肤，金色或红色的头发	斯堪的纳维亚人、爱尔兰人、苏格兰人（凯尔特人血统）	极其敏感，总是晒伤，从不晒黑	极高
2	白皮肤、黄头发	来自北欧的白种人	非常敏感，很容易晒伤，很少晒黑	很高
3	中白皮肤，栗/暗金色的头发	来自中欧的白种人	有时晒伤，逐渐晒黑	高
4	橄榄色的皮肤，棕色或黑色的头发	地中海和拉美裔人、部分亚洲人	很少晒伤，容易晒黑	低
5	棕色皮肤，棕色或黑色的头发	地中海和中东人、印度人、部分非洲裔美国人	极少晒伤，很容易晒黑	低
6	黑色的皮肤和头发	非洲裔美国人、非洲人	从不晒伤，总是晒黑	很低

供了非常有限的保护——相当于涂抹了防护系数3的防晒霜。这种情况在人造日光浴方面更为糟糕，因为人造日光浴床使用的UVA射线并不提供任何对抗太阳UVB射线的连续的防护，这极大地增加了罹患癌症的风险。

皮肤癌

近几十年来多项研究明确表明，过多的日晒会增加包括黑色素瘤在内的皮肤癌风险。在评估了所有与此相关的研究后，1992年国际癌症研究机构（IARC）认为紫外线照射是造成皮肤癌最主要的环境因素。最常见的皮肤癌是基底细胞癌和鳞状细胞癌，但黑色素瘤仍是最危险的，因为它可以进入血液并扩散转移。

黑色素瘤的主要风险因素是间歇性的、强烈的日晒，特别是当其伴随着晒伤；相反，规律性、温和的日晒没有不利影响，甚至可能会使风险轻微下降。黑色素瘤风险的

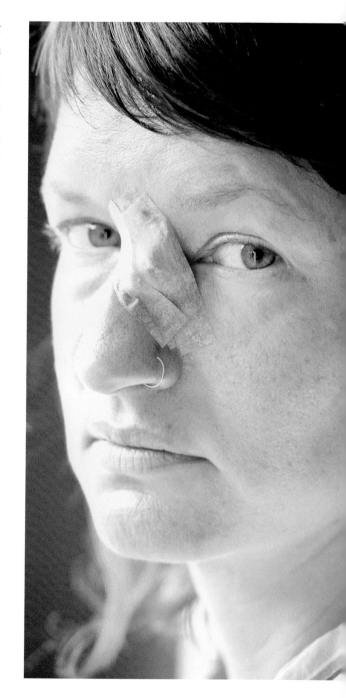

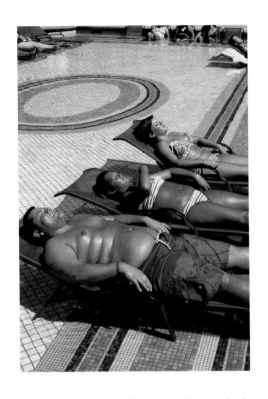

增加对那些儿童时期日晒过多的人尤为明显，但成年后日晒过多的人风险依然很高。

最令人担忧的是，黑色素瘤的发病率近年来急剧增加。黑色素瘤曾经非常罕见，但自20世纪50年代以来，其发病率大约每年上升5%，增长速度是所有癌症中最快的。例如，1930年美国人一生患黑色素瘤的可能性约是0.07%，到2010年，这个数字增加了近30倍——达到2%（图9-3）。

到目前为止，绝大多数（85%）的黑色素瘤患者是富裕国家的白种人；大洋洲由于日照强烈、从北方来的白种人口比例较高，成为黑色素瘤的重灾区。如1999年，居住在新西兰奥克兰地区的人们黑色素瘤发病率是全球最高的。尽管如此，黑色素瘤等皮肤癌也会影响生活在日光不足国家的人。例如在加拿大，过去40年皮肤癌发病率出现了爆炸式增长——上升了3~4倍，黑色素瘤发病率上升了10倍（图9-4）。即使是位于高纬度地区（>北纬54° N）、UVB射线比赤道少75%的北欧国家，其黑色素瘤发病率依然是意大利和西班牙等阳光充足地区的3倍。

部分黑色素瘤病例的增加可以归因于更好的筛查，但也反映了最近几十年对日光浴态度的一个重要变化。例如生活在北方地区的人们，如今普遍都会在冬天定期前往温暖的国家旅游，晒黑皮肤常常是人们度假的主要目的。因为黑色素瘤的发生与间歇性的强光照射直接相关，这些习惯就导致了北半球国家癌症发病率的增加。

防晒霜

不正确地使用防晒霜可能是导致皮肤癌增加的另一个因素。研究表明，阳光崇拜者可能为了获得古铜色的皮肤而使用这些乳液来增加日晒时间。这种行为可以解释为什么一些流行病学研究发现，使用防晒霜后罹患黑色素瘤的风险反而增加，因此国际癌症研究机构得出这样的结论：如果人们在故意晒太阳时使用防晒霜的话，会促进黑色素瘤的发生。换句话说，如果使用者的目的是为了晒黑，那么防晒霜的用量及防晒系数几乎都没有什么价值，因为晒黑时就表明皮肤细胞已经发生了DNA的损伤。

然而科学研究表明，那些生活在澳大利亚等阳光明媚国家的人们，预防性地使用防晒霜时，会减少光化性角化病（皮肤癌的癌前病变）、鳞癌和黑色素瘤的风险。因此如果日照持续时间超过15分钟，建议人们应使用防晒系数15以上的防晒霜。

（下转第191页）

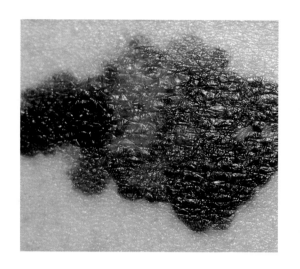

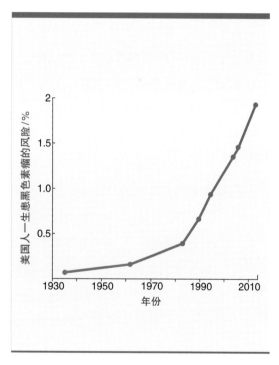

图9-3　20世纪患黑色素瘤概率的增加

源自D'Orazio等，2013.

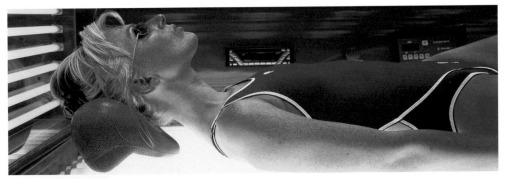

罐装阳光

室内人造日光浴作为一个在北美和欧洲蓬勃发展的行业，被宣传为天然日光浴的一种健康替代品，能在增加维生素D水平的同时免受阳光的负面影响。可以说这是一个奇怪的观念，在某种意义上，这些机器发射的UVA射线合成维生素D的效果比UVB射线差得多，但这些"罐装光线"最危险的地方在于，这些射线与皮肤癌患病率的增加有着显著的因果关系，使人们——特别是女性——罹患黑色素瘤的风险增加了75%。此外，国际癌症研究机构（IARC）最近将人造日光浴床列为最高类别的致癌因素，指出其致癌风险和吸烟一样高。最近研究表明，日光浴床远非无害，照射UVA射线无法提供任何防护UVB的作用，这意味着在度假之前进行人造日光浴使肤色变黑，并希望在假期中使自己免受太阳伤害的人们，实际上是在不知道危险的情况下将自己暴露在了大剂量的辐射中。

UVA 射线同样会引发皮肤中的自由基产生，是一种氧化应激，它能促进由UVB 射线诱发的黑色素瘤生长发展。皮肤白皙人群的黑色素细胞在阳光照射后会产生黑色素，使皮肤变得易受 UVA 射线的伤害，最终这些射线产生的氧化应激可发展成黑色素瘤。因此必须彻底避免室内人造日光浴，不仅因为人造日光浴能带来防护的假象是错误的，而且因为接触高水平的 UVA 射线存在着极高的致癌风险。

（上接第189页）

最近已经出现了同时防护 UVA 和 UVB 射线的防晒霜，这对于那些长时间在阳光下活动的人们是一个非常好的选择。

发现黑色素瘤

直到最近，紫外线的危害才被更好地认识，这意味着今天大多数的成年人在童年时已晒伤多次，因此患皮肤癌的风险更高。及早发现黑色素瘤很重要，因为这种癌症若能在早期被诊断出的话，通常是可以治愈的。黑色素瘤通常看起来像痣，有时候是从痣发展而来。身体出现任何痣或者痣有任何变化我们都必须密切关注，特别是有直系亲属（父母、兄弟姐妹、子女）是黑色素瘤患者的。黑色素瘤的"ABCDE"法则有如下一张便于记忆的表格（表9-3）。

有趣的是，正是因为皮肤癌，人们才发现肿瘤具有一种令人惊奇的特性：能发出一种特殊的气味，这种由其独特

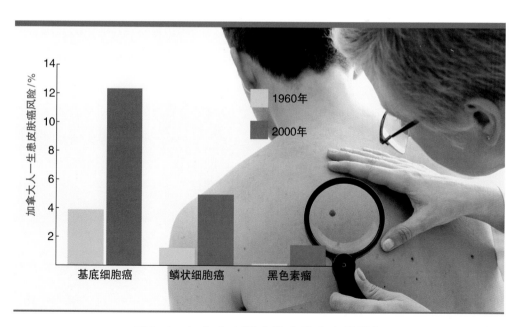

图9-4 加拿大主要皮肤癌发病率的增加

源自Demers等，2013.

癌症预防

表9-3 黑色素瘤"ABCDE"法则

黑色素瘤性质	ABCDE 法则
良性　　　恶性	
	Asymmetry（不对称）——痣既不呈圆形，也不呈椭圆形，颜色和边缘围绕中心呈不均匀分布
	Border irregular（边缘不规则）——黑色素瘤的边缘常常凹凸不平，不整齐。
	Colour not homogeneous（颜色不均匀）——黑色素瘤的颜色常常有不同颜色不均匀地混在一起（黑、蓝、褐、白、红色）
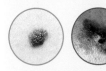	**Diameter（直径）**——黑色素瘤的直径不断增大。
	Evolving（发展）——痣的大小、形状、颜色或厚度出现快速变化。

代谢而产生的气味能够被犬类探测到。生物化学代谢组学领域目前正在积极研究这些挥发性代谢产物。

有人认为现在的阳光比过去更强，所以会变得如此有害，然而事实显然并非如此。几十亿年来，太阳光的强度从未发生过改变，皮肤癌大幅增加的原因实际上是因为我们的行为发生了变化，我们时不时将自己暴露于过多的紫外线之下。少量紫外线是身体合成维生素D所必需的，维生素D对食物中钙和磷的吸收起着重要作用，并且在骨骼发育、免疫功能、预防某些癌症中扮演着关键的角色。毫无疑问，适量阳光对健康是有益处的，只要偶尔将手、脸和手臂暴露于阳光之下——例如夏天每周2~3次、每次5~15分钟，就足以维持体内维生素D的最适水平。

因此，太阳一方面是人体健康必不可少的物质——维生素D的一个重要来源，但另一方面，因它威力太大，我们必须特别谨慎地对

192

待。我们必须尊重和敬畏太阳，但不是完全躲避它；通过接受最小剂量日照，来享受其好处而避免其危险的副作用。由于衣服和玻璃能吸收UVB光线，所以我们需要到户外才能合成维生素D。最重要的是记住要尽一切努力避免晒伤，因为偶尔过度的阳光照射引起的晒伤是黑色素瘤的主要风险因素，特别是发生在白种人和年轻人身上。绝大多数研究表明，定期温和的阳光照射不是皮肤癌的重要危险因素，甚至可能会降低某些癌症的发病率。

癌症的气味

1989年医学杂志《柳叶刀》报道了一个奇怪的案例：一位妇女因为其宠物斑点狗不停地嗅她腿上一个看起来无害的斑点而咨询医生。这是一个明智的决定，因为检查表明，这个斑点是一种恶性程度极高的黑色素瘤，如果没及时发现，她的生存概率将非常渺茫。多项研究已经证实，犬类可以察觉到多种癌症，尤其是乳腺、皮肤、结肠和前列腺的恶性肿瘤，有时甚至在疾病的早期阶段就能被发现。例如一些受过专门训练的德国牧羊犬、拉布拉多巡回犬等犬类，只需闻一下患者的呼吸或粪便的气味就能够识别71%的肺癌患者和97%的结肠癌。癌细胞的异常代谢似乎会产生特殊挥发性化合物，这种化合物可以被狗异常发达的嗅觉检测到。

考虑到训练所花费的时间，用犬类等动物进行系统的癌症筛查几乎是不可能的，但这表明癌症确实有特殊的气味，未来基于患者皮肤、呼吸、尿液或粪便中挥发性化合物检测的癌症筛查将成为可能。

不可以小益为不平而不修，不可以小损为无伤而不防。

〔晋〕葛洪《抱朴子》

第十章

额外保护

建议

年轻女性应接种抗HPV（人乳头瘤病毒）的疫苗。

源自：世界卫生组织

不抽烟，健康膳食，控制体重和体育锻炼，这些生活习惯可以减少三分之二的癌症发生，将它们付诸实施是预防任何疾病的核心内容，但是除了这些有充分证据的措施之外，近年研究还发现，其实生活中还有一些其他习惯对癌症的发生也有不小影响。了解、熟悉这些致癌因素和一些简单的预防方法可以使我们在预防癌症中最大限度地获益。

全世界约有12%的癌症由感染引起，其中大多数是源于病毒感染（表10-1）。

人乳头瘤病毒（HPV）感染是引起绝大多数因病毒感染所致癌症的原因，占全世界每年新诊断癌症的5%。HPV有数十种不同分型，最危险的是16型和18型，与绝大多数子宫颈癌相关。大多数女性一生可感染HPV中的一种，但在大多数情况下，自身免疫系统能消灭它们以避免癌症的发生。而当此防御失效时，病毒DNA就会进入正常细胞的遗传物质，并产生两种蛋白质（称为E6和E7），可使两种主要抑癌基因（p53和Rb）失活，导致细胞增殖失控。所以采取预防措施成为抗击这种癌症的关键：

< 彩色电子显微镜下人乳头瘤病毒（HPV）衣壳形成的粒子。

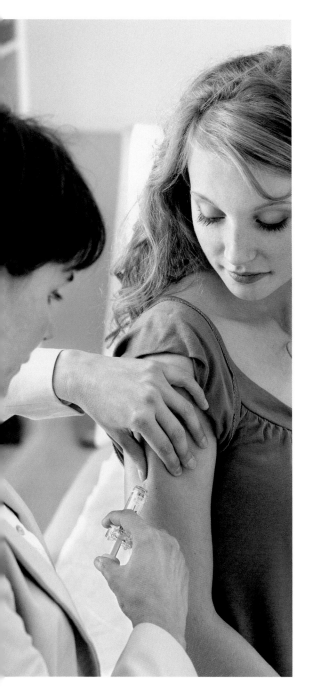

表10-1　已知增加人类癌症风险的病毒

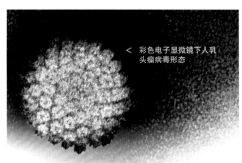

< 彩色电子显微镜下人乳
头瘤病毒形态

病毒	癌症
人乳头瘤病毒（HPV）	子宫颈癌，头和颈部癌症，阴茎癌，外阴癌，阴道癌，肛门癌
B型肝炎病毒、C型肝炎病毒	肝癌
1型人T淋巴细胞病毒/白血病	白血病或成人T细胞白血病
爱泼斯坦-巴尔病毒（EB病毒）	伯基特淋巴瘤鼻咽癌
8类人疱疹病毒	卡波西肉瘤
梅克尔多元癌细胞病毒	梅克尔细胞癌（皮肤）
人免疫缺陷病毒（HIV，艾滋病毒）*	卡波西肉瘤，子宫颈癌，肛门癌，霍奇金及非霍奇金淋巴瘤，肺癌，口腔癌，喉癌，皮肤癌，肝癌

　　*HIV并不直接导致癌症，但是因其感染导致免疫系统缺陷，会增加数种癌症发生的风险，尤其是病毒感染所致的癌症。

源自www.cancer.org，2013.

即帕帕尼克拉乌测试（更被广泛称为Pap测试）加上阴道镜活检筛查子宫颈癌癌前病变患者，使得近些年子宫颈癌的死亡率大幅下降，尤其是在西方国家。

然而，抗击HPV的战斗还远没有胜利，与子宫颈癌发生率下降伴随而来的却是因HPV感染所致的头和颈部癌症发病率的上升。以口咽癌为例，HPV感染范围为口腔后面的喉部，包括舌的基部、上颚及扁桃体，其癌症发生率比非HPV感染人群高出15倍。以往认为，口咽癌的发生是烟草、过度饮酒或两者共同影响所致，但随着近年来控烟力度加强，HPV感染已成为口咽癌的最高危因素。据统计，超过70%以上的病例因HPV感染所致，这一比例极有可能在未来数十年间上升到90%（图10-1）。如果按这一趋势持续发展，专家预计，到

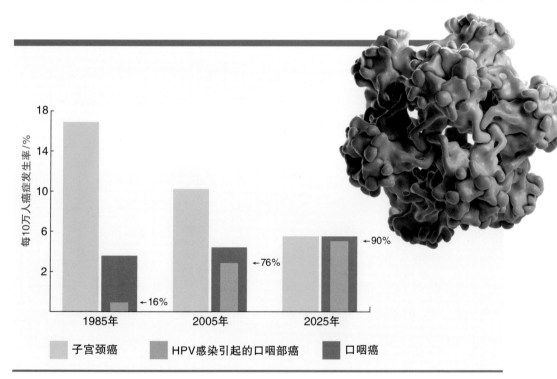

图10-1　因HPV感染所致癌症发病率进程

源自Chaturvedi et al., 2011.

2020年，工业化国家因HPV感染引起的口咽癌病例将超过子宫颈癌和子宫癌。口咽癌发生率上升，很可能是性生活习惯改变的结果，很多伴侣在性生活中进行口交，与发病密切相关。近期研究称，在7%美国青少年与成人（其中男性占10%，女性占3%）口腔里找到这种病毒，可能是通过口交传播获得的。

近年，由于能有效阻滞因HPV感染引起的癌前病变和尖锐湿疣的进展，灭活16型和18型HPV病毒的疫苗被批准用来预防子宫颈癌。鉴于迄今为止取得的这些重要结果，且无严重不良反应，大多数公共卫生组织都建议年轻女性应在暴露于HPV病毒风险之前就接种这些疫苗，即在青春期初期就开始接种疫苗。随着口咽癌发病率日益上升，且在相当多的男性口腔中发现HPV，如该疫苗能被证实对口腔感染HPV也有效，则卫生组织建议，疫苗接种甚至在不远的将来应覆盖所有人群。有意思的是，一项初步研究提示，这些疫苗中的一种可以预防93%的口腔HPV感染。与此同时，尽可能减少性伴侣及使用避孕套仍是减少感染HPV或在性伴侣间互相传播的最佳方法。

建议

妈妈们应坚持母乳喂养6个月。

源自：世界癌症研究基金会（WCRF）

根据世界癌症研究基金会在准备第二份报告期间给出的分析，母乳喂养6个月可以轻度（约2%）降低女性乳腺癌发生的风险。这一作用的可能机制是：当催乳素分泌时，促性腺激素就反馈性地停止分泌，从而使雌激素的水平降低，减少乳腺组织受性激素的刺激。最近的研究数据提示，类似的作用对卵巢癌也有影响，母乳喂养的女性罹患卵巢癌的风险较非母乳喂养者降低约20%。

母乳喂养无疑对婴儿有益，但我们常常会忽略母亲的膳食习惯对孩子长大成人以后患病概率的影响。举例来说，经常吃高糖、高脂肪加工食品的母亲，会让她们的孩子过早地接触这些食物，并影响他们在一生中对食物的偏好。研究表明，孩子通过垃圾食品获得的物质和母乳内含有的物质会使孩子大脑的奖励回路重新编序，使其更依赖于糖和脂肪带来的愉悦，进而使他们以后摄入更多此类食品。而正在母乳喂养的妈妈若摄入高脂肪的话，足以使婴儿下丘脑重新编序，并破坏他们一生的能量代谢。

对母亲和孩子而言，母乳喂养都是生命中一个非常重要的时期，因为它不仅能让孩子从母乳中获得营养，让母亲罹患癌症的风险降低，更给孩子提供了一个独一无二的机会，去熟悉健康食品的味道，尤其是植物类食品，这将对他们的健康产生长远的影响。

建议

应减少暴露在引起环境或室内空气污染的化学致癌物质下。

源自：世界卫生组织（WHO）

工业化最可悲的是，随着人们生活水平的提高，环境却日益恶化。尽管我们有幸享受前所未有的

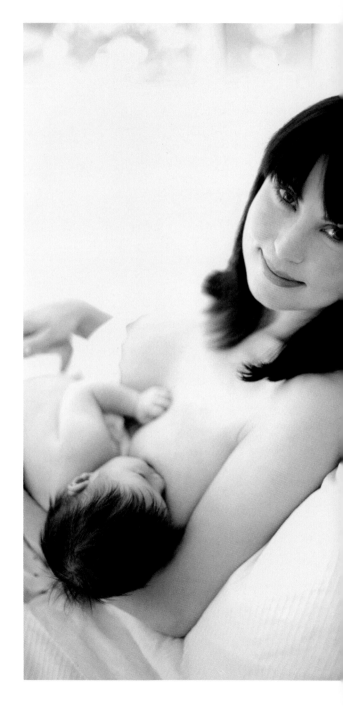

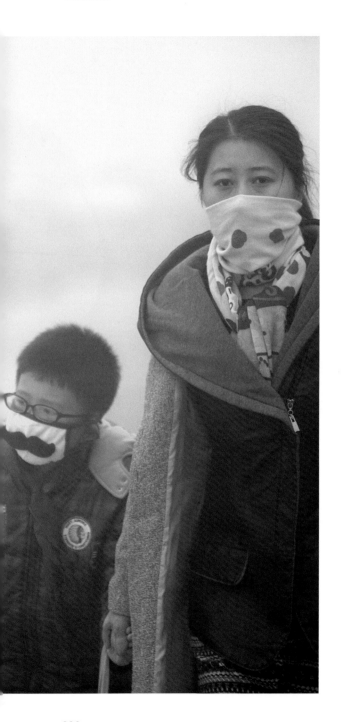

舒适和生活品质，然而大气污染，全球变暖，以及遭受有毒化学物品残余污染的水质和土壤，无一不在提醒着我们，这种进步常常以破坏我们赖以生存的环境为代价，并将引发严重的健康危害。

空气污染是当今人们接触到的源于人类自己的首要污染源。根据世界卫生组织最新估测，空气污染是每年约700万死亡病例的罪魁祸首，其中400万是由于室内空气污染，另300万则是暴露于户外空气污染所致。其中心脏及肺部疾患是最大的死因（94%），肺癌只占此类污染致死的6%。

污染空气中有些物质——尤其如柴油排放、细颗粒物和某些溶剂——的致癌性，是室内外空气污染引发肺癌发病率上升的原因。根据世界卫生组织数据，肺癌中约10%的死亡病例与这些有害物质相关，这个数字虽然仅是吸烟引起的死亡的八分之一，但仍是一个非常重要的危险因素。由于泌尿系统在清除这些有害物质的过程中，这些

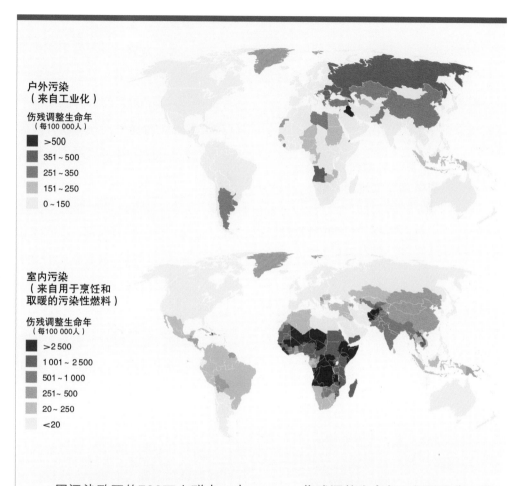

因污染致死的700万人群中，大多数是由室内污染引起，这在发展中国家尤其常见；而户外污染则多见于处在经济转型期的国家。

伤残调整生命年：指因疾病、残疾或早亡所损失的健康寿命年数。

图10-2　室内外空气污染负荷

源自世界卫生组织，2013.

物质会在膀胱内相互作用，因此空气污染同样被认为会增加罹患膀胱癌的风险。

然而，空气污染在全世界范围内的影响程度并不均匀。由于使用木材、煤炭或粪肥作为烹饪用燃料，室内空气

表10-2　北美主要疾病危险因素
（按重要程度排序）
（世界卫生组织）

1. 吸烟

2. 高体重指数

3. 高血压

4. 高血糖

5. 缺乏体育锻炼

6. 饮食中水果摄入不足

7. 酒精

8. 饮食中坚果及种子类食物摄入不足

9. 高胆固醇

10. 药物

11. 饮食中钠摄入过高

12. 饮食中加工肉制品摄入过多

13. 饮食中蔬菜摄入不足

14. **空气污染**

15. 饮食中反式脂肪摄入过多

源自Lim et al., 2012.

污染在东南亚、太平洋西岸和非洲地区非常严重。另一方面，近年来工业化飞速发展的亚洲则面临着户外空气污染的危害：这一地区300万死亡病例中，约有85%是由于户外空气污染。以香港为例，人们吸入的空气中所含细颗粒物大于30微克每立方米，比世界卫生组织的标准高出3倍，而在加拿大渥太华，这一数字仅为5微克每立方米。在中国和印度的一些城市，情况更为糟糕，空气中所含细颗粒物水平约为200微克每立方米。

这是非常可怕的情况，因为我们无法控制不暴露在这些污染物之下，也无法消除与这些有害物质相关的风险。当然，看事情也要全面，空气污染虽然有害，但比起其他我们能掌控的致癌及致慢性疾病危险因素（表10-2）来说，空气污染的危险性还是相对要小得多。例如，世界卫生组织给出的数据提示，北美地区主要疾病危险因素中，空气污染仅排名第14，远不及吸烟、肥胖、缺乏体育锻炼、酒精、滥用药物及不合理膳食结构等带来的危害。

幸运的是，整个社会正日益意识到

空气污染带来的危害，各国都开始制定调控臭氧和细颗粒物的标准。在有些地区，尤其是北美，几种污染物的含量近年来都已显著下降。然而，还有很多工作要做，我们每个人都应该积极行动起来，改变生活方式，以减少大气污染。事实上，近年的研究提示，一些有解毒作用的食物，如西兰花等十字花科类植物，能加速去除体内的空气污染物，因此可能是对抗空气污染危害的第一道防线。

环境中的毒素

除了空气中的污染物，很多人工合成的化学物质也被发现存在于水和土壤，以及为数不少的日常用品（如杀虫剂、塑料制品、化妆品、纺织品），甚至食品（食品添加剂、色素、甜味剂等）中。对于这些物质给身体带来的危害，已经有很多研究在开展，但是目前的数据并不能下结论说接触这些合成物——至少，以大多数人群接触的量来

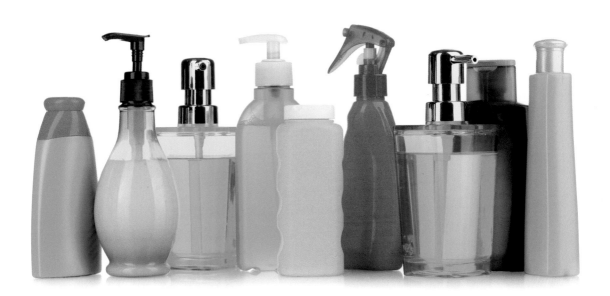

表10-3　内分泌干扰物质的主要分类

内分泌干扰物质	主要来源
双酚A	塑料制品、树脂、瓶子、罐头、牙科用汞合金
邻苯二甲酸酯	化妆品、家用产品、PVC、包装袋、玩具、食品包装、溶剂
对羟基苯甲酸酯	用于食品、化妆品、药物的防腐剂
聚乙二醇	溶剂、挡风玻璃清洗液、除臭剂、古龙水、洗发水
多溴化合物	阻燃材料（纺织品、电视机、电脑）
全氟代聚合物	防污、防水涂层处理（衣物、食品包装）、不粘锅涂层、蜡、杀虫剂
多氯化合物（二噁英、多氯联苯）	焚化炉、垃圾场
农药（DDT、狄氏剂、林丹、阿特拉津、氟乐灵、百灭宁）	农田废水

源自Lim等，2012.

说——会显著增加致癌风险。大规模研究已明确显示，食品添加剂、甜味剂如阿斯巴甜、铝以及合成防腐剂（如用于除臭剂等物品中）并不危害健康或增加致癌风险。

但需要强调的是，暴露在高剂量的某些环境污染物中，尤其是工作场所中的污染物，常常被发现与增加某些癌症发病风险有关。比如，一些工业化学物质都有扰乱内分泌的作用，即干扰激素的正常功能。这些化合物（表10-3）广泛存在于很多工业产品中（塑料制品、化妆品、罐头、家用产品和阻燃材料等），大剂量的此类物质会引起生殖系统多种癌症的发生（阴道癌、乳腺癌、前列腺癌和睾丸癌）。研究称，职业活动中接触高剂量的致内分泌失调物质将增加乳腺癌等癌症的发病风险，而新近报告也指出，高剂量接触工业产品（汽油、阻燃剂、溶剂、防污纺织品）中的有毒污染物，尤其在初次怀孕前，会增加女性患乳腺癌风险。

以我们目前所知，我们环境中

有毒物质的致癌作用，是在人们比一般日常接触量高出数倍的高剂量接触中发生的。尽管如此，高接触引发的这种高致癌性提醒我们对这些物质必须保持高度警惕，或使用低毒性的替代物，或把它们在环境中的含量减到最低。由于新的合成材料在我们的日常生活中持续不断地涌现，它们对健康的长期影响尚不能确定，所以这种警惕就愈加重要。碳纳米管就是个好例子，这些纳米科技的产物被用于越来越多的产品上，不论是工业（航空、电器、汽车和医疗工业）还是家用（涂料、防晒、化妆品）。不幸的是，这些新产品的市场推广并没有被好好规范，监管不力，其安全性也远未被证实。我们必须记住，纳米材料的厚度仅为一根头发丝的五万分之一，因而可以越过人体的生理屏障，在组织内积累，并引起损伤。这些颗粒的质量也很轻，可以通过空气传播而被吸入到肺组织里，就像石棉纤维那样。虽然其致癌风险目前尚未确定，但是近年来研究提示，纳米颗粒可加速动物肺腺癌细胞的发生。鉴于纳米科技方兴未艾，用纳米颗粒来监管某些药物也已在设想中，

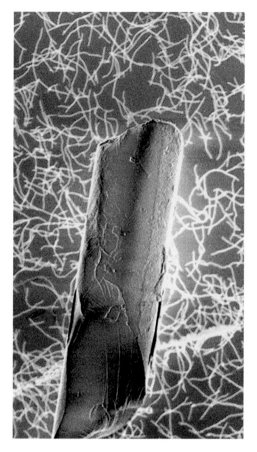

∧　硅片上的碳纳米管网络结构与人头发相比。

上述结果令人担忧。就像我们对待身体所接触到的所有外来物质一样，我们应制定适用于纳米颗粒的预防原则，并在其被运用于各方面之前，严格评估它对人体健康产生的影响。

　　毫无疑问，我们总习惯性地用不可控外因来解释影响我们健康的原因，但

重要的是我们应当相对地看待这些因素引起的风险，并提醒自己：生活方式和习惯在工业国家癌症高发中仍是首要的且是最重要的因素。

放射性气体——氡

^{222}Rn（氡222）是无味的惰性气体，具放射性，由放射性元素铀在地壳中自然分解而来，占我们所接触自然来源辐射的一半，但仍少于各种现代医学技术如摄片或放射治疗所带来的辐射量（图10-3）。此外，我们必须知道，一次CT检查所受的辐射量是普通X线摄片的1 000倍，以至于有专家担心，有些国家过度使用CT检查技术，可能会引起日后癌症发生率上升。而氡，户外含量远不足以引起伤害，但可以在封闭的空间（如地下室）内形成积聚，吸入后会使肺泡暴露于放射性核素阿尔法射线中。慢性暴露在氡气中的人群，如铀矿工作者，其罹患肺癌的风险升高。因此，国际癌症研究机构（IARC）

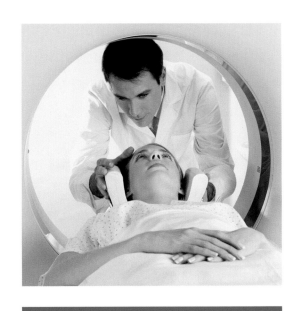

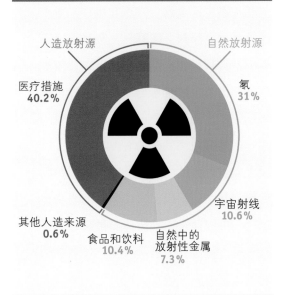

图10-3　加拿大普通成人
所受辐射暴露来源

源自加拿大核安全委员会，2012.

将氡列为致癌物质。

　　然而，绝大多数人的氡暴露量不超过每立方米100贝（Bq，贝克勒尔，放射性活度单位），对普通人来说，这些氡暴露量所致的肺癌发病风险远低于吸烟：肺癌死亡病例中约仅有0.5%是单纯由氡引起，而吸烟引起的则是83%（图10-4）。吸烟者也比非吸烟者更容易遭受氡的伤害，其死亡率约比非吸烟者高6倍。换句话说，只要戒除吸烟，就可以将氡致肺癌的风险降到几乎为零。

　　在非吸烟人群中，氡并不是一个主要的致癌风险因素，如果想知道自己所受的暴露量，可以在国家公共卫生机构的网站上进行咨询，查看随访流程。一般来说，测定氡水平并不昂贵，如果存在超量氡暴露的情况（通风、通气和密闭），按其提示采取纠正措施足可以有效地解决问题。

让癌症休眠

　　有些人认为睡觉是件浪费时间的事，必须把这种没有产出的时间段减到最少，以充分有效地使用我们生命中的每1分钟。抹黑睡觉并不是新鲜事儿：在古希腊，睡觉被看做是一次"短暂的死亡"（许普诺斯，睡神，就是死神塔纳图斯的孪生兄弟），柏拉图称："当人睡觉时，没有任何价值。"

　　对睡眠的厌恶令人惊讶，而实际上，睡眠对人体能量再生、减少强化学习和记忆时脑神经活动的代谢产物及健全免疫系统等方面都很关键，因此远不是浪费时间。多项研究表明，睡眠不足（一晚少于6小时）会引起心脏病、卒

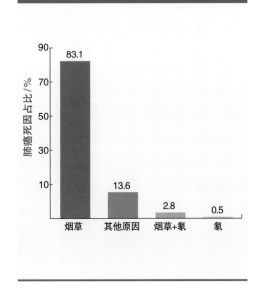

图10-4　肺癌死因

源自Gray et al., 2009.

中、糖尿病等数种慢性疾病，增加早亡的风险。这些负面作用也解释了缺少睡眠人群肥胖风险升高的原因。

迄今为止的相关研究表明，睡眠障碍也与某些癌症风险升高有关。例如，每晚睡眠时间少于6小时的人群罹患结直肠息肉的风险比睡7个小时的人群高出50%，而结直肠息肉是结肠癌的主要致病因素。在有睡眠障碍的老年人中，罹患前列腺癌的风险也显著增高，且是最具侵袭性的。同样，被失眠困扰的绝经期妇女也面临着更高的甲状腺癌——而不是乳腺癌的风险。

然而睡眠与死亡风险的关系是复杂的。举例来说，长时间（20~30年）夜晚工作的人群，即使有足够多的睡眠时间，其罹患某些癌症（乳腺癌、前列腺癌、结肠癌、膀胱癌及非霍奇金式淋巴瘤）的风险仍比常人高出约50%。数个研究表明，这些人群因日/夜循环规律的改变，引起褪黑素分泌减少，而褪黑素是一种有抗癌作用的激素。所以，这些人尤其应该注意养成良好的生活习惯，以尽可能减少对生物钟产生的负面影响。睡眠时间过长（大于9小时）也有增加罹患慢性疾病和早亡的风险，每日睡眠时间大于9小时的人，尤其伴有超重或打鼾者，其罹患结直肠癌风险大大增加。这些人虽然在床上的时间长，但是多伴有睡眠质量差、多醒等问题，使得压力激素——皮质醇分泌增多，产生炎性因子促进癌细胞的生长。此外，睡眠相关的呼吸障碍常会引起睡眠受扰，称为睡眠呼吸障碍，其特征是睡

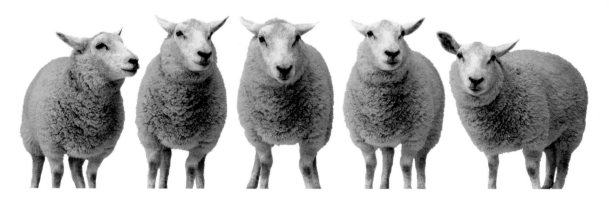

眠中频繁的呼吸中断，从而引起血压波动，产生炎症反应。除了增加心血管事件发生的风险，睡眠呼吸障碍最近也被发现与癌症发生风险升高有关，其机制可能是为肿瘤提供了良好的血管生长环境，并吸引炎性细胞聚集，营造了适合基因突变的环境。睡眠呼吸障碍的主要原因是体重超重，尤其是肥胖，因此睡眠障碍成了一个与超重相关的增加癌症的风险因素。

睡眠时间应占人生的三分之一：这三分之一的休息时间对预防包括癌症在内的各种慢性疾病至关重要，也是保持健康所不可或缺的。

心理因素

在公元初期，内科医生盖伦（129—201年）指出，忧郁症女性比正常情绪女性更容易患癌。尽管还未明确心理因素与癌症发病的确切关联，但这仍然是被研究得最多的方面之一。例如，人们一直怀疑某些性格特征（如外向型性格和神经衰弱症）使人因受到负面情绪的压力而更倾向于罹患癌症，但

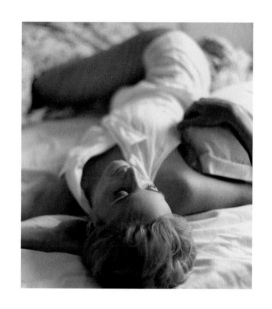

这种关联尚未在大规模的研究中得到证实。生活中的痛苦事件所带来的心理创伤也是很多人研究的主题，有报道称与罹患乳腺癌风险升高有关，然而这种关联并没有在其他观察中被发现。一个显著的例子是当有孩子被诊断出癌症的时候，这无疑是人生中最强烈的伤痛之一，一项分析了11 380位癌症患儿父母的研究显示，这些人罹患癌症的风险没有升高，孩子母亲罹患乳腺癌的风险也没有升高。纳粹集中营的幸存者们可谓是历经了人世间最可怕的折磨，其寿命和未经历这些创伤的人群相同，有些幸存者甚至还活得更长。在最近对14 203

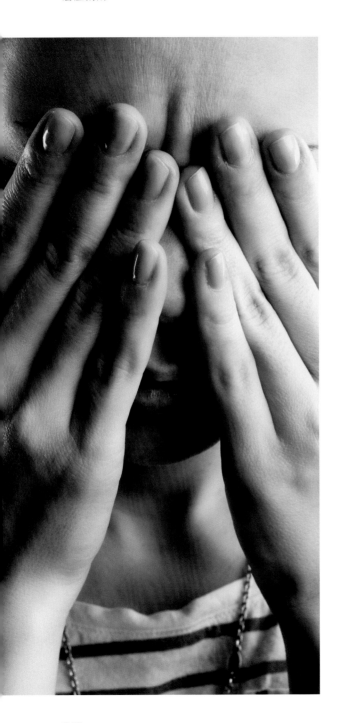

名法国人的一项研究中发现，抑郁，甚至是严重抑郁，似乎和癌症的发生并没有关联，而现代生活所带来的压力与包括乳腺癌在内的数种癌症的发生也没有关联。基于目前所知，比起生活方式中的其他方面，心理因素所产生的影响看来还是非常轻微的。尽管如此，压力仍被认为是加速了端粒消失的因素，端粒是位于染色体终端的一小块区域，有防止因衰老而引起的遗传物质丢失过快的作用。由于端粒丢失加快会引起数种老年病，因此压力在癌症发生中的作用尚不能被完全排除。从这个角度看，毫无疑问，性格特点或灾难事件给心理造成的创伤，如与吸烟、酗酒、缺乏锻炼或不良饮食习惯等不健康的生活方式相互作用，就会间接影响到癌症发生的风险。

区分心理因素对癌症生成的影响与对癌症进展的影响也

很重要。有数据表明大多数癌症幸存者的睡眠都不好，失眠率是普通人的3倍。失眠越来越被认为是引起抑郁的主要因素，近数十年的研究表明心理疾病——不论表现为焦虑，慢性抑郁还是缺乏社交支持——均与癌症风险升高有关。因此，癌症患者的心理压力必须减到最低，良好的睡眠是关键。研究显示，改变生活方式，如进行体育锻炼或瑜伽练习，以及开展认知行为疗法等心理干预，可以在很多情况下改善睡眠质量，并有助于患者在痛苦面前保持冷静。

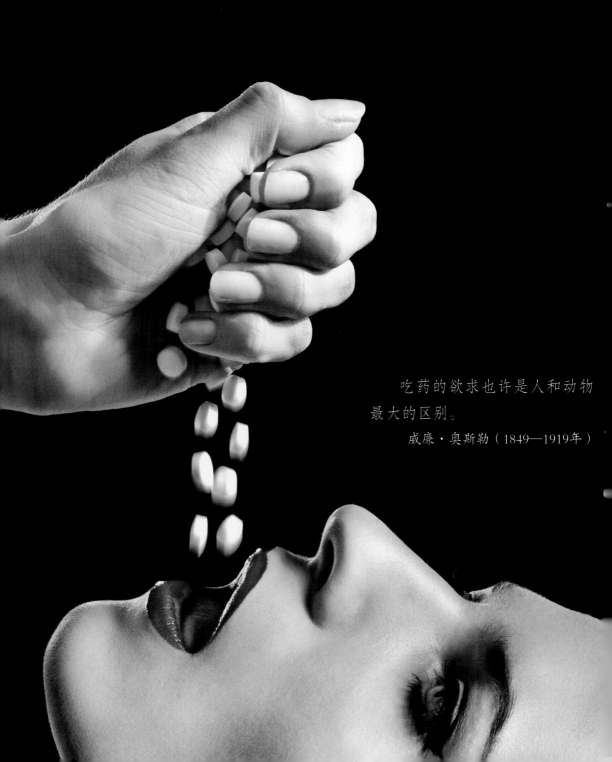

吃药的欲求也许是人和动物
最大的区别。

威廉·奥斯勒（1849—1919年）

第十一章

营养品的误区

建议

不要用营养品来预防癌症。

源自：世界癌症研究基金会（WCRF）

建议在秋冬季每日服用1 000国际单位维生素D。

源自：加拿大癌症协会

近数十年，市场上涌现出数量庞大的营养品，多种维生素，抗氧化剂，Ω-3及植物提取物，这些产品都被提升到保持身体健康、补充膳食不平衡所必备的高度。营养品行业久知西方的生活方式不能带来健康的生活习惯，食品质量广泛较差，准备餐食时间不足，生活环境不容许进行足够的身体锻炼等问题。为弥补这些不足，一些所谓"天然"的产品层出不穷，号称能解决因这些生活方式引起的健康问题，却不再审视我们生活中的坏习惯。

把饮食"药丸化"是尤为狡猾的一招，它声称通过服用药丸可以替代定期吃水果和蔬菜所摄入的营养成分。很多年前我们就知道定期摄入蔬果可以使人们更健康，并降低患癌风险，这种保护是因为蔬果中植物保护性的合成物可以控制癌前病变的进展。然而以工业化时代来看，蔬果带给人体的这些正面影响仅仅是因为其提供了维生素和抗氧化剂，所以，大量摄入含有这些物质的营养品也会有益于健康，并产生抗癌效果，即使不比蔬果效果更好，至少也有完全一样的效果。其实，这些推论完全没有科学依据，甚至被证明是危险的，

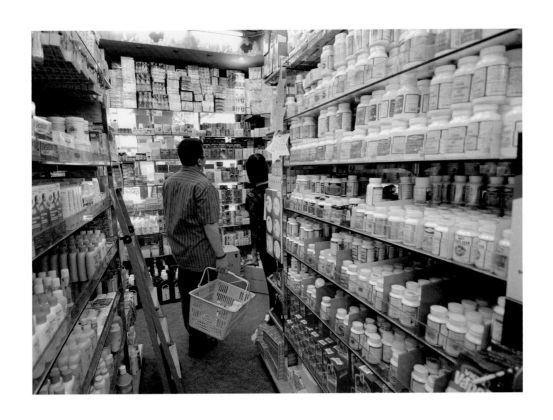

它不仅捏造了一种安全性的假象，而且还使人们接触了过高剂量的某些微量元素。

太多和太少一样有害

从广告的角度来看，以维生素和抗氧化的营养品来预防癌症是相当吸引人的观点，但是并不符合科学现实。诸多以大部分人为对象的研究显示，不论是预防癌症、心脏病，还是延年益寿，这些营养品对健康都毫无积极的影响。随机试验被认为是临床研究的金标准（研究对象随机抽取，以将数据偏倚降到最小），这些试验的结果更证实了这一论点。系统分析将数十项随机试验的结果进行综合，结论相当明确：服用营养品，无论是复合维生素，维生素C，维生素E还是β-胡萝卜素，都不降低患癌风险。

根据一些研究结果，这些营养品不仅对预防癌症及其他慢性疾病没有效果，有些还与增加死亡风险有关（表11-1）。摄入大量维生素E尤其有害，与β-胡萝卜素同服，可显著增加吸烟人群罹患肺癌的风险，可大大增加患前列腺癌的风险，同时缩短寿命。正如文艺复兴时期内科医生帕拉塞尔苏斯所说：“物质都有毒性，没有什么东西是无毒的，毒药与良药的区别在于剂量的控制。”以我们现有的数据来看，营养品可能是对这句话最好地诠释了。

打乱平衡

抗氧化剂并无预防作用，有些还有毒性，这一事实告诉我们把减少疾病发生简化为氧化和抗氧化是很危险的，尤其像癌症这么复杂的疾病。并不是所有自由基都是有害的，比如，规律的运动会产生大量自由基，但运动仍是预防某些癌症复发所需的主要生活方式，是种保护性的因素。一些生物体寿命的延长也与自由基产生有关，而抗氧化营养品则逆转了这种积极作用。与自由基有益

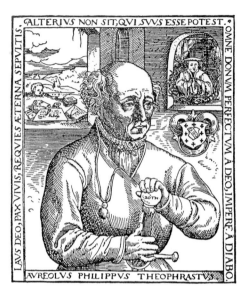

∧ 帕拉塞尔苏斯画像（1493—1541年）。

效应相关的机制显示，自由基在免疫细胞攻击病原体中起了基础性作用，并通过细胞凋亡的方式参与清除异常癌前病变细胞过程。

以营养品形式异常高剂量地摄入抗氧化剂打乱了细胞正常产生自由基和机体自身抗氧化机制之间的平衡，大剂量的抗氧化剂干扰了机体的正常功能，特别是消灭新生肿瘤的机制，结果反而促进了某些疾病的发展，而不是预防癌症。在临床中，化疗或放疗过程中所产生的自由基可使肿瘤缩小，

（下转第217页）

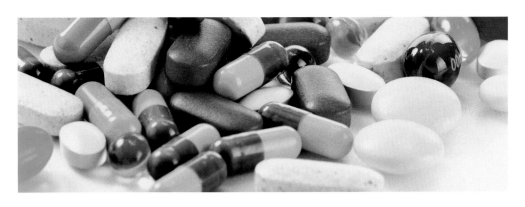

表11-1　显示高剂量抗氧化剂负面影响的研究举例

人群	抗氧化剂	观察到的效果
29 133例吸烟者（50岁及以上）	维生素E和β-胡萝卜素	↑罹患肺癌风险上升16% 早亡风险上升8%
18 314例吸烟者和石棉接触者	维生素A和β-胡萝卜素	↑罹患肺癌风险上升28% 早亡风险上升17%
荟萃分析（20项研究，211 818人）	维生素A、C、E和β-胡萝卜素	↑死亡风险上升16% （β-胡萝卜素+维生素A） ↑死亡风险上升6% （β-胡萝卜素+维生素E）
荟萃分析（19项研究，135 967人）	维生素E	↑服用量超过400UI/天可致早亡风险上升4%
9 541名有心脏病风险者（55岁及以上）	维生素E	↑心功能衰竭风险上升13%
295 344名男性（50~71岁）	多种维生素	↑过量摄入维生素（每周7次以上）可使罹患前列腺癌风险上升32%
38 772名女性（平均年龄62岁）	多种维生素和矿物质	↑早亡风险上升2.4%
35 533名男性（50岁及以上）	维生素E和硒	↑罹患前列腺癌风险上升17%（维生素E）
2 362名有子痫风险的怀孕女性	维生素C和维生素E	↑病态妊娠或围生期死亡风险上升2倍

（上接第215页）

而这些营养品却抵消了放化疗的作用。而且，那些对放化疗最不敏感的肿瘤往往是抗氧化能力最高的。

一些研究显示：放疗期间及放疗后服用抗氧化剂营养品会降低放疗的效果，并显著增加复发风险。最重要的是，抗氧化剂营养品根本没有预防或治疗肿瘤的作用，有时候还会带来危险，因此决不主张使用这些营养品。

饮食药品化

服用营养品称只需用包含一种或几种成分的药丸就可以替代一顿高质量的饮食。饮食药品化是个非常狡猾的概念，它声称进食只是为了提供身体所需的维生素和矿物质，所以如果能通过每日早上吞下一颗药片就能获得这些元素，那么我们为什么还要为饮食担心呢？这是一个很可笑的观点，因为它不仅贬低了进食的价值，而且还有一个错误的指向性：如果有什么是现代餐饮中所不缺少的，那就是维生素和矿物质。我们现在的生活不但不会摄入不足，而

且还是饮食过量！更由于每日饮食中乳制品和面粉类食物的加强，即使那些吃得不健康（垃圾食品，加工食品）的人，通常也有足够的维生素和矿物质摄入，而且还超过了日常推荐所需的量。在这种情况下，服用营养品来补充所需维生素，就像给椅子加上第五条腿——也许你觉得会更稳定，实际上却和不加没什么两样，而且毫无用途。

这种错误的安全感造成了服用营养品的险区，营养品妄图取代的植物中不仅含有维生素，更重要的是，还含有大量不同的植物化学合成物，对预防慢性疾病有重要作用。如果一个人不沾蔬

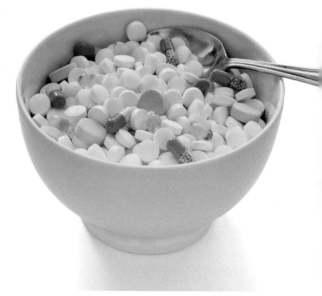

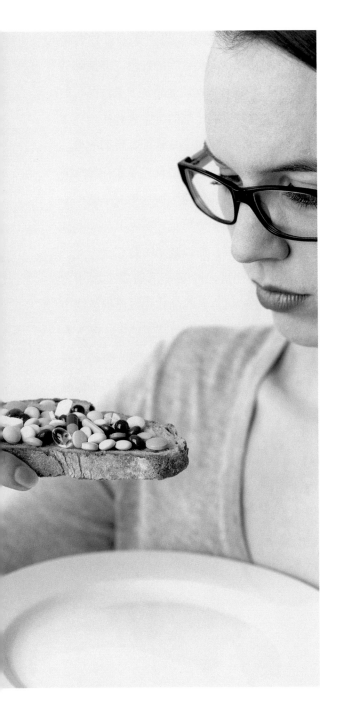

果，只用维生素C营养品来满足日常所需，那么他的身体里就只有这一种维生素。相反地，一个啃下一只实实在在的苹果而不吃营养品的人，他摄入的不仅是实打实的维生素C，还吸收了十几种果皮中含有的天然多酚（图11-1）。植物中生物化学成分极其多样，根据估计，如果摄入丰富的水果、蔬菜、所有谷类、坚果以及绿茶这样的饮料，人体可以吸收10 000种不同的植物化学合成物，其中有些已被证实有抗癌性。没有营养品可以复制这些生物化学成分的多样性，也不能用来弥补缺乏植物类摄入的饮食。

产业化健康

如果说营养品是无效的，那又如何解释这个产业如此兴盛，单在美国就拥有300亿美元的年销售量？这种成功首先是因为大多数人（甚至包括大多数健康专家）对这些负面结果的研究毫不了解。营养品一定不能被认为是无害的物质，尤其像高剂量摄入维生素E。药店OTC（非处方药）售卖的维生素E含有800国际单位，而有研究报道这个剂量是引起死亡率增高的剂量的2倍。

因此，对待这些营养品必须谨慎，尤其那些声称有特效（见包装）的。所有这些营养品，不管是哪种，都只是所提取食物有效成分中极少量的部分，无法复制全部有效成分带给健康的积极作用。三文鱼不仅仅是长链Ω-3的储水库，蓝莓益于健康也不仅仅是因为那些多酚。这种产业化推动的捷径注定是要失败的——尤其是当营养元素从原有组成中被提取出来后，它们在小肠里的吸

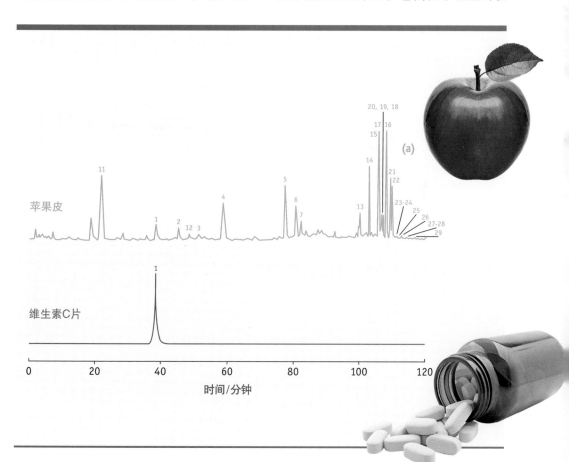

图11-1　苹果皮中生物化学成分的多样性（高效液相色谱法）

欺骗性的言论

为了避免在无效且对健康无积极作用的营养品上浪费金钱和时间，我们要注意以下三条永不出错的准则。

警惕夸大的言论。有时，一种功效被说得好到听起来不像是真的，因为它根本就不是真的！甚至还会用名人效应来宣传产品。不管是可以使你一周减掉10千克的药片，奇迹般的"离子"水，还是一种可以避免得任何疾病的新分子——所有这些东西只不过是江湖骗子卖万灵油的现代版本。

警惕舶来品。某种营养品是提取自我们不熟悉的蔬果，或者来自遥远的地方，但并不意味着它就有神奇的特性，就像老话说的，路漫漫，谎漫漫……

警惕伪科学的术语。为了让产品看起来可信，广告商常常用伪科学的形式来描述它们。"经实验室测试""100%天然""天然植物DNA"，或者其他无意义的话，都是广告商为了吸引目标人群的重要营销工具。

收率会更差。关于这一点，一项近期的研究也提示，较之西兰花本身，西兰花提取物的吸收率更差，只有作为一个整体，才能抑制促进癌症发展的酶。而且，即使被吸收，这些营养品中的成分也可能在机体提取或储存过程中被破坏。例如Ω-3，是一种很脆弱的结构，研究提示Ω-3营养品里含有一种以化学方式改良的Ω-3形态，不仅毫无任何作用，甚至还会干扰Ω-3的活性。营养品在机体组织并中无药效，通过萃取所得的成分生物化学特性不稳定，以及缺乏质量控制都是把这些产品从我们日常生活中剔除出去的理由。

因此，从健康和人与食物的关系为出发点，我们有必要质疑营养品的使用，并意识到这是一个没有前途的战略。可以这么说，服用营养品恰恰与世界文化所展现的饮食进化截然相反：后者不是把我们的饮食单纯化，相反，而是使传统烹饪日趋复杂，改造日常食品创造出

（下转第222页）

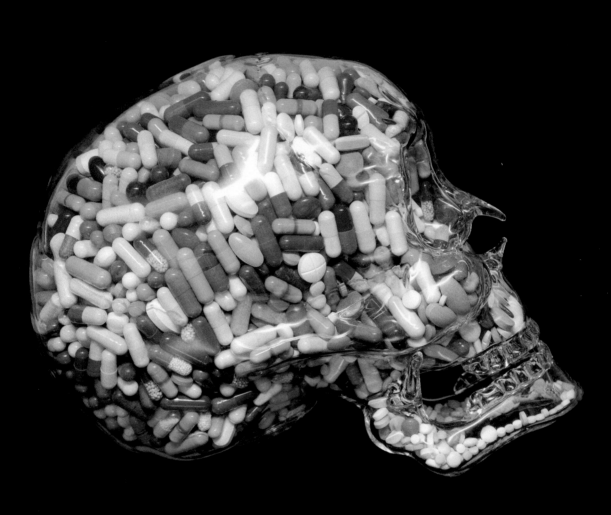

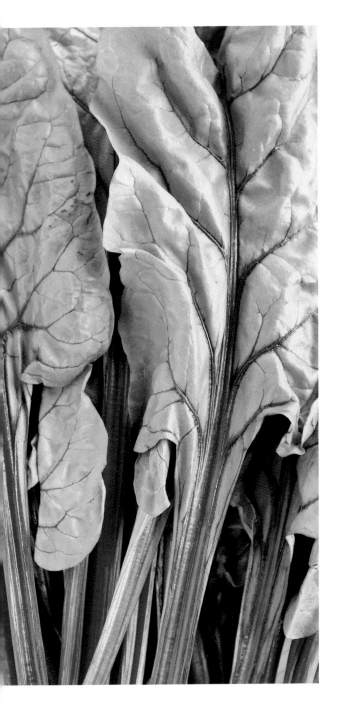

（上接第220页）

新的口味和质地：把豆子发酵成豆面酱，把牛奶做成酸奶或奶酪，把葡萄酿成酒，这些例子都改变了材料的原型，而这些改变恰恰能同时满足健康和享受美食的乐趣。

世界上植物中含有的生物化学成分是极其多样的，营养品绝不可能替代它们，这种生物多样性里多种成分之间的互相作用和协同作用正是植物发挥保护功效，抗击癌症的源泉。

法则中的例外

当质疑使用营养品的同时，我们也必须避免武断地认定所有营养品无一例外都应该被排挤，比如，在怀孕前后服用叶酸可以显著减少胎儿神经管发育异常（无脑儿及脊柱裂），因此，强烈推荐所有打算怀孕的女性都应服用叶酸。

在预防癌症方面，维生素D是有保护作用的，尤其是对居住在高纬度地区（靠近两极）的居民来说。和其他维生素较容易从饮食中获得，维生素D在天然食物中所含甚少，主要通过皮肤吸收阳光而产生（见第九章）。冬季日照减少，许多人血液中维生素D的含量低于推荐量，会导致复杂的新陈代谢混乱。此外，维生素D在一些心理调节方面也有很重要的作用。

20世纪80年代起，许多研究表明缺乏维生素D可能会加速某些癌症的发生。最初的发现是研究者观察到接触不到充分日晒的人群——比如生活在大城市或高纬度地区的居民——其结肠癌死亡率较其他人群高。此后的研究发现，至少有15种以上癌症的发生与缺乏日晒有关，尤其显著的如结肠癌、乳腺癌、前列腺癌和非霍奇金淋巴瘤。维生素D在保护机制中起主要作用——一项研究提示，绝经期女性每日摄入1 000国际单位维生素D，可减少60%以上的癌症发生风险，每日摄入400国际单位维生素D可以降低37%的肺癌发生风险。同样的，缺少维生素D（＜30纳摩尔/升）的人群，其死于癌症的风险较维生素D含量正常的人群高42%。

血清维生素D水平对癌症患者的生存也至关重要。如女性乳腺癌患者维生素D含量过低（＜50纳摩尔/升），其治疗后的复发率和死亡率几乎为正常水平患者的2倍。类似地，在夏季和秋季，维生素D含量处于一年中最高时期，所诊断出的皮肤癌、前列腺癌和结肠癌患者的生存率显著高于在冬季或春季诊断的患者。类似的情况还发生在肺癌患者中：在维生素D含量高的夏季进行手术切除的患者，其无复发生存率比在冬天切除的患者高2倍。

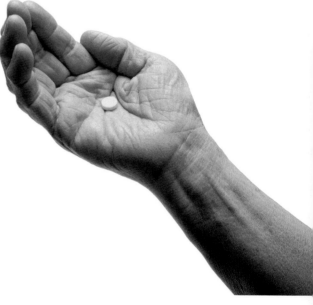

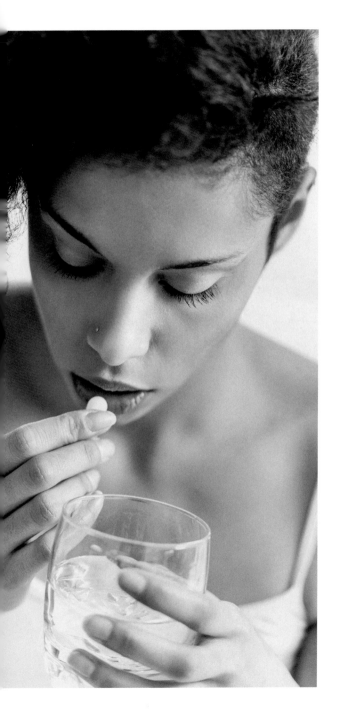

一种抗癌维生素

上述所有这些研究都有力地表明，维生素D缺乏会增加患癌风险，使血清维生素D含量在正常水平是健康人群减少癌症风险，癌症患者延长生存便宜且安全的途径。目前，北方国家大多数居民的平均血清维生素D含量为40～50纳摩尔/升，比理想水平（75纳摩尔/升）低了许多。正常的维生素D含量，其预防癌症的潜力是巨大的。据统计，增加25纳摩尔/升的维生素D就可以降低17%癌症的发生率，降低消化道癌症的发生率甚至可高达45%。

那么，如何做到维持正常血清维生素D含量？一项研究表明，在温带地区从事户外工作的人群，血液中维生素D含量约140纳摩尔/升，相当于每日摄入约1万国际单位维生素D。夏季，10～15分钟的日晒即可使皮肤合成足够量的维生素D，达到推荐标准，同时并不增加罹患皮肤癌的风险。然而，在十月至来年四月，情况就很不同了，微弱的日照和低温大大限制了皮肤对UV紫外线的吸收，尤其是那些不愿意在冬季进行运动的人们。通常认为喝牛奶是弥补缺乏日照的好方法，然而事实上，一杯牛奶含有100国际单位左右的维生素D，只能提高2～3纳摩尔/升的血清维生素D水平。三文鱼、金枪鱼和香菇等食物也含有维生素D（每份含500～1 000国际单位），但几乎没有人定期吃这些食物，并错误地认为这些食物只能用于补充冬季的维生素D缺乏。因此种种，服用营养品的确是获得足量维生素D的唯一途径。

市面上有各种各样的维生素D营养品，很难说哪个是预防癌症功效最好的。但是首先，要确保是胆钙化醇（维生素D_3），而不是钙化醇（维生素D_2）形式的维生素D；维生素D_2来源于植物，具不稳定性，代谢也逊于维生素D_3。记住，维生素D_3的中毒剂量是40 000国际单位，远远高出上文所推荐的剂量。从定量的角度来说，尽管市场上大多数维生素D_3营养品的含量达400国际单位，但仅能增加7纳摩尔/升的血清维生素D含量。因此，加拿大癌症协会推荐，秋季和冬季维生素D的摄取量为每日1 000国际单位。

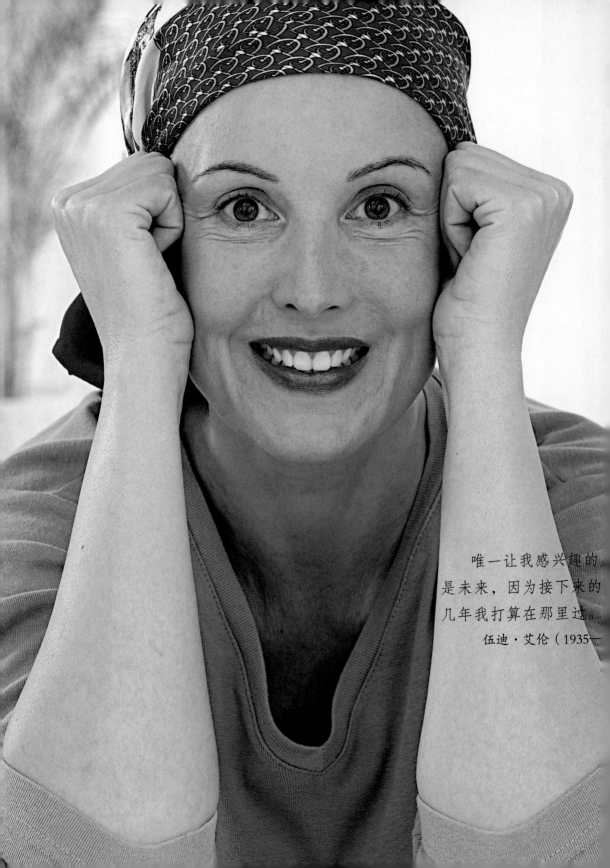

唯一让我感兴趣的
是未来，因为接下来的
几年我打算在那里过。

伍迪·艾伦（1935—

第十二章

战胜癌症

建议

癌症存活者应当严格遵循上述所提及的各项推荐事宜以预防疾病复发。

源自：世界癌症研究基金会（WCRF）

近年来，医药的发展已大大地改变了癌症对社会的影响，现在，部分癌症可以早期发现，治疗效果也显著提高，这意味着有三分之二的癌症患者在确诊后仍可存活5年以上。随着社会进入老龄化，预计在近几年内，癌症幸存者数量会急剧上升，从2002年的2 500万人到2050年的7 000万人。

生存率的提高是个很棒的消息，但我们也必须意识到，癌症对人们生活的影响并未随着治疗的停止而停息，它给很多患者留下了大量机体上、心理上和情感上的创伤，这些都会影响患者的生活质量，最重要的一点就是对复发的恐惧。这种恐惧对日后仍有高风险再次罹患癌症的人来说，合情合理。癌症在治疗结束数十年后卷土重来，将会比初发时更加凶险，大部分癌症致死就是因为复发。

事实上，癌症最可怕的地方之一就是能从现有可行的治疗中存活下来的独特能力。不管是多强大的细胞毒作用，多高剂量的放疗，还是精心研发高针对性的新药，通常情况下，这些抗癌治疗能消灭大多数的癌症细胞，但仍有很小一部分能够设法逃过攻击并隐藏在体内

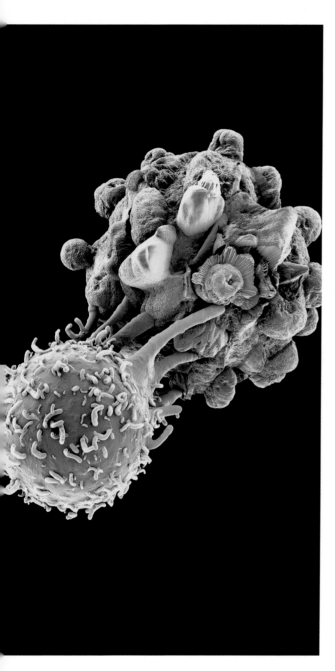

∧ 一个具有杀伤功能的淋巴细胞（左）正在攻击一个癌症细胞（右）。

达数年之久，就像一个被追杀的敌人慢慢地恢复能量，计划复仇。这部分休眠状态的残余肿瘤细胞非常危险，除了保留原发肿瘤的生物学特性可以侵犯机体的某一部分，还有更强的抗药性，这就是通常癌症复发变得难以杀灭的关键。因而，要战胜癌症，最重要的就是预防残余肿瘤细胞的苏醒，尽全力使体内环境不适合肿瘤细胞生长，防止它们获得发挥破坏性潜力所需的力量。

好消息是，这一目标完全可以达到。近年最重要的发现之一显示，良好的生活方式是预防癌症发生的第一要素，无论是不吸烟、保持健康的体重、合理膳食，还是开展锻炼，都是预防癌症复发的有力方法（表12-1）。世界癌症研究基金会和国家癌症研究机构经过严密分析，首次给出一张列表，显示通过改变生活方式可以切实降低癌症复发风险和延长生存期，特别是对乳腺癌、结肠癌以及前列腺癌（表12-1）。实施这些建议给防止癌症

表12-1　影响部分癌症生存期的因素

病种	延长生存期因素	缩短生存期因素
乳腺癌	正常体重 定期锻炼 富蔬果饮食 （十字花科蔬菜， 大豆，亚麻） 绿茶	吸烟 肥胖 过食红肉及精制面粉 高反式脂肪饮食 维生素D缺乏 β胡萝卜素营养品
结肠癌	正常体重 定期锻炼 红酒（遗传性结肠癌）	吸烟 肥胖 过食红肉 及精制面粉 维生素D缺乏 β胡萝卜素营养品
前列腺癌	正常体重 定期锻炼 以西红柿为主材料的食物	吸烟 肥胖 胰岛素抵抗 缺乏维生素D

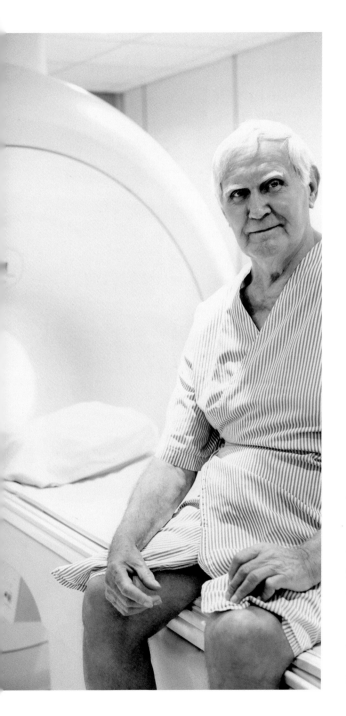

复发带来的益处，尚有很大潜力可挖掘，因为目前只有极少数的癌症患者会在被诊断后改变自己的生活方式：摄入足够量的水果和蔬菜的患者不足33%，而70%以上的癌症（乳腺癌、前列腺癌）患者肥胖或体重超重。总体来说，预防癌症，仅仅把前面章节的建议付诸实施，就能对某些肿瘤产生显著效果，延长诊断、治疗后的生存期。

戒烟：永远不会太晚

一些研究表明，仅仅有半数的患者在被诊断为癌症后停止吸烟，即使吸烟是该种癌症的直接诱因。这其中尽管有尼古丁强烈的成瘾性在起作用，但也源于一部分吸烟者在面对癌症时自我放弃的态度，他们认为烟草造成的损伤已经形成且不可逆，戒烟只是徒劳。然而事实并非如此，罹患癌症后继续吸烟的患者，其死亡风险较戒烟者高76%。烟草不仅对肺癌有负面影响，而且还使前列腺癌、结肠癌、外阴癌、白血病和恶性黑色素瘤的死亡风险增高。近期研究还提示，罹患乳腺癌后继续吸烟的女性，其早死的风险是戒烟乳腺癌患者的4倍。

戒烟不仅是减少癌症发生的要素，也是癌症患者获得更多生存机会的关键一步。

癌症细胞的减肥餐

肥胖是引发癌症的风险因素，然而数项研究还表明，体重超标也会缩短癌症患者的生存期。肥胖的乳腺癌患者复发风险比非肥胖患者高33%就是其中一个例子，这种现象在年轻女性患者中更为明显，20岁就处于肥胖状态的女性患者，其死亡风险是非肥胖女性患者的2倍还多。在结肠癌和前列腺癌患者中，如诊断时就处于肥胖状态，则也是一个导致生存率降低的因素。体重超重（体重指数25～29）的前列腺癌患者比不超重（体重指数小于25）的患者死亡率高50%，而这个数字在肥胖的前列腺癌患者中高达170%（图12-1）。在体重超重或肥胖的癌症幸存者中，超重伴高胰岛素水平对存活的负面作用更大，体重指数超过25且高胰岛素水平的患者，其死亡风险增高为一般患者的4倍。

除了超重和肥胖在癌症发生中起重要作用外，进食过多高脂肪高糖的加工食物也会引起某些癌症复发。例如，被诊断为浸润型乳腺癌的女性如继续摄入

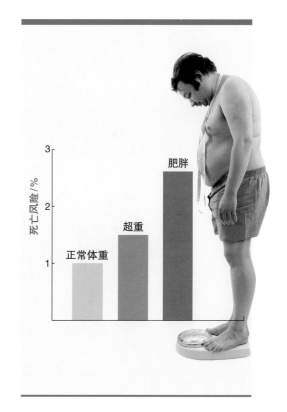

图12-1　体重与前列腺癌死亡风险增加的关系

源自Ma等，2008.

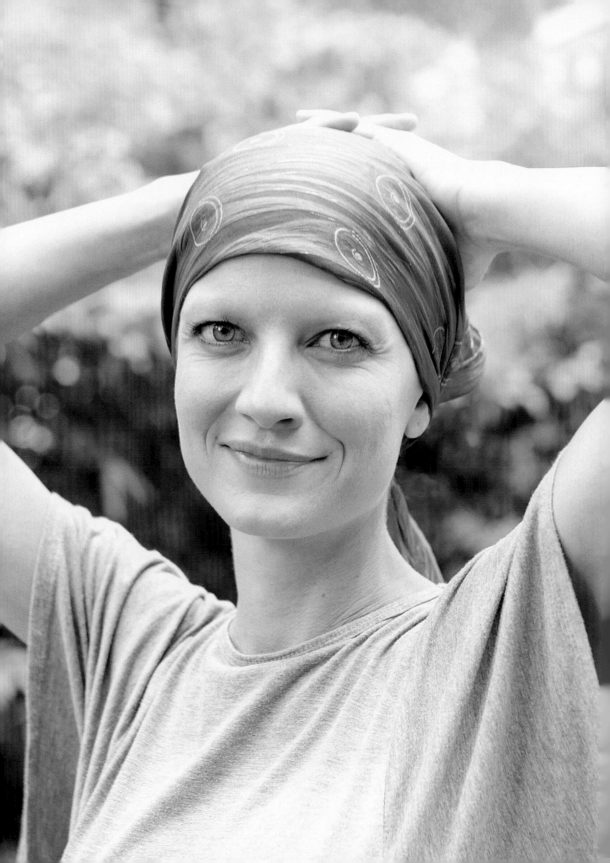

大量高饱和脂肪和反式脂肪食物，其过早死的可能性是78%，而摄入会使血糖指数升高的食物，如单糖，也能让Ⅲ期结直肠癌患者的复发和死亡率变为原来的2倍。在前列腺癌患者中，高糖饮食引起的胰岛素分泌增加会刺激残余癌症细胞生长，直接导致复发。

摄入高糖高脂肪等过度加工的工业化食品会导致肥胖的发生和癌症的发展，因此，无论是未患病人群还是癌症患者，都应该以保持正常体重为目标，以降低复发，延长生存期。

红肉

除了增加罹患结直肠癌的风险，摄入红肉及加工肉类也和显著降低结直肠癌患者的生存期有关。经常吃这些食物的癌症患者，其死亡风险是其他人群的2倍，因为红肉和加工肉类往往是"西式"餐饮的一部分，富含高糖及精制面粉，会进一步放大这些不良影响。研究表明，相对于少吃红肉多吃蔬果的健康膳食患者，习惯于这种饮食的结直肠癌和乳腺癌患者，死亡率为他们

的3倍。

植物化疗法

阿拉伯谚语说："事物此消彼长。"大量摄入工业化食品和肉类的同时往往伴随着植物类食物的缺乏。癌症患者也不例外，绝大多数患者在诊断后只会在饮食结构中增加一点点的植物类食物。有研究报道，高达90%的癌症患者摄入的水果、蔬菜和谷类的量低于推荐的每日至少5种果蔬的标准。

这种缺乏是令人担忧的，几项研究提示，植物中的抗癌分子能够减缓我们机体中自发形成的微小肿瘤的发展，对癌症患者体内处于休眠中的微小肿瘤也有同样作用。就这点而言，一些食物已知能减少某些癌症的发生，它们在减少复发、降低死亡方面都有着相类似的积极作用。我们知道，大豆中的异黄酮可以降低癌症风险，在一项包含9 574例浸润性乳腺癌女性患者的研究中，定期摄入豆制品的女性复发风险降低30%，且不影响三苯氧胺和阿那曲唑的疗效。此前害怕大豆会增加复发风险的担忧

一扫而光，相反，植物雌激素还被证实可以改善乳腺癌的预后。木酚素，是另一种存在于亚麻籽和谷类中的植物雌激素，同样具有这种保护性作用，可降低绝经期乳腺癌女性70%的死亡率。

十字花科蔬菜也有改善某些癌症预后的作用。例如，摄入这些蔬菜后所产生的异硫氰酸盐大量存在于尿液中，有力地抑制了膀胱癌的发生。近期研究表明，膀胱癌患者每周只需进食1份西兰花，就可以减少60%的死亡风险；而乳腺癌患者同样能从中获益，1周进食3份十字花科蔬菜，其复发率将降低一半。

植物雌激素和十字花科蔬菜能显著降低癌症复发，这提醒我们改变饮食习惯、重视这些功效卓著的蔬菜是多么的重要。我们发现常吃以西红柿为主材料食物的前列腺癌患者，和饮绿茶（每日3杯以上）的乳腺癌女性预后较好，将来也会发现更多有预防癌症作用的植

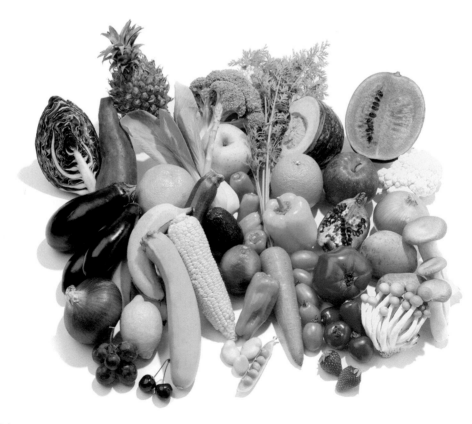

物。对癌症幸存者来说，增加以植物类为主的食物对预防复发极其重要，这是一种无毒的化疗，其抗癌分子能作用于残余的微小肿瘤并使它们处于无害的潜伏状态。

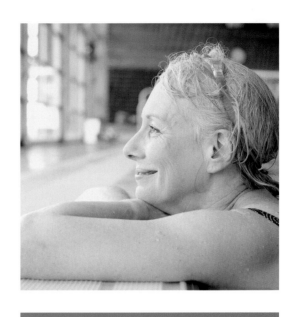

卷起抗癌锻炼的旋风

人类的生理功能是为活动而设计的，因此，锻炼能带来身体上（供氧能力、力量、灵活性）、新陈代谢上（血糖控制力）和心理上（减压能力、认知功能）的健康并不足为奇。这些益处对癌症患者尤为重要，因为癌症的诊断和治疗会带来诸多磨难，而良好的身体和心理状态是耐受这些磨难不可或缺的基础。包括美国癌症协会、世界癌症研究基金会和美国运动医学学院在内的数个组织推荐，癌症患者一周应至少进行相当于10个代谢当量（METs）的运动，即两小时半中等强度的体育锻炼，比如快走，这可以降低死亡率。

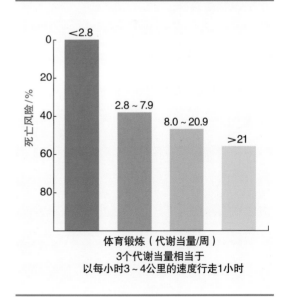

图12-2　定期体育锻炼乳腺癌患者死亡风险降低率

源自Holick等，2008.

表12-2　研究中生活方式对于乳腺癌患者的重要性

生活方式	病例数	影响生存的因素	参考文献
能改善生存期的因素			
体育锻炼	4 482	↓50%病例死于其他因素 ↓50%病例死于乳腺癌	Holick等，2008年
水果、蔬菜、谷类摄入	1 901 2 522	↓65%病例死于其他因素 ↓25%病例死于其他因素 ↓30%病例乳腺癌复发	Kwan等，2009年 Vrieling等，2013年
大豆摄入	11 206	↓15%病例死于其他因素 ↓25%病例乳腺癌复发	Chi等，2013年
富含木酚素食物摄入	1 122	↓50%病例死于其他因素 ↓75%病例死于乳腺癌	McCann等， 2010年
十字花科蔬菜摄入	3 080	↓50%病例乳腺癌复发 （三苯氧胺治疗的女性）	Thomson等， 2011年
绿茶摄入	5 617	↓25%病例乳腺癌复发	Ogunleye等， 2010年
缩短生存期的因素			
超重	1 254	↑体重指数>30者有50% 病例死于其他因素	Abrahamson等， 2006年
"西式"餐饮（红肉， 加工肉类和精制面粉）	1 901 2 522	↑200%病例死于其他原因 ↑360%病例死于其他原因	Kwan等，2009年 Vrieling等，2013年
高反式脂肪摄入 高饱和脂肪摄入	4 441 4 441	↑78%病例死于其他原因 ↑74%病例死于其他原因	Beasley等，2011年
吸烟	2 265	↑100%病例死于乳腺癌相 关原因 ↑400%病例死于其他原因	Braithwaite等， 2012年
维生素D缺乏	512	↑94%病例乳腺癌复发 ↑73%病例死于乳腺癌 相关原因（疾病诊断 时血清维生素D含量 <50nmol/L）	Goodwin等， 2009年

这些建议基于大量研究，得到明确结论，最能坚持体育锻炼的癌症患者生存期最长。这一保护性作用在乳腺癌中尤为得到证实，相比不积极于锻炼的患者，那些坚持锻炼（至少每周9个代谢当量的运动量）的女性患者总死亡率降低一半（图12-2）。中等强度的体育锻炼足以显著改善生存期，但研究表明，大运动量（大于每周20个代谢当量）的患者获益更为显著。尽管那些在罹患乳腺癌前已有锻炼习惯的女性预后更好，但只要动起来，什么时候都不嫌晚。生病前不热衷于运动的患者，只要患病后进行定期的体育锻炼，其死亡风险就较那些仍然不愿意动起来的患者降低45%。相反，那些在患病后降低运动量的患者，其死亡率反而增加400%。在结肠癌患者中也观察到类似情况，不论性别，患病后开展运动能使死亡率下降一半，但更大的运动量（大于每周20个代谢当量）才有可能产生保护性效果。

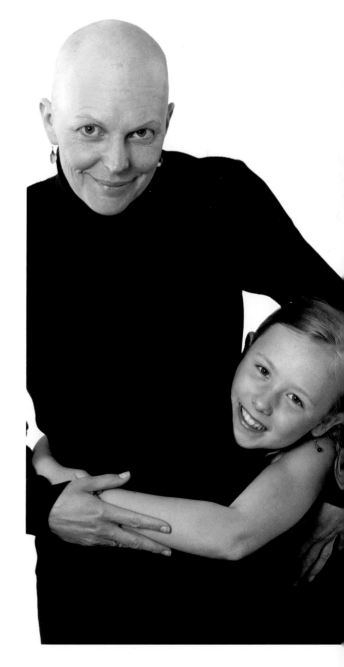

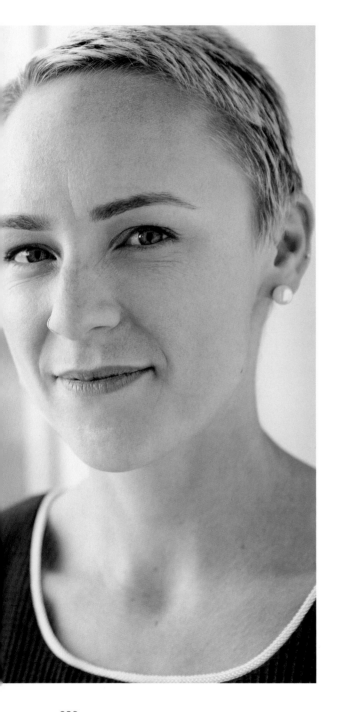

在积极锻炼的前列腺癌、卵巢癌（非肥胖女性）和脑癌患者中，也观察到生存率的提高，但尚需要更进一步的依据。

体育锻炼带来的生存获益表明，运动与很多新陈代谢及激素效应有关。例如，合并有糖尿病的癌症患者死亡率急速上升，锻炼是糖尿病的最佳保护性因素，对预防癌症也有很大作用，体育锻炼还能改善免疫功能，调节某些激素和癌症进展相关炎症因子（胰岛素、雌激素、脂联素、白介素6）的水平，从而使患者获益。然而，不论机制如何，在改善癌症患者生存质量和延长生存期方面，近几年尚未发现哪种方式比体育锻炼来得更具潜力，但是切记，进行体育锻炼并不意味着要开展体育竞技或成为健身狂人。那些生存期延长的研究告诉我们，快走是一种人人可行、最普遍被采用的锻炼项目。总之，不管哪种锻炼形式，都应视为癌症幸存者日常作息中重要的一部分。

喝（酒），还是不喝（酒）？

几乎没有物质会有酒精这样对机体有如此复杂的效果，在酒精有益于心血管健康的同时，它也增加了罹患某些癌症的风险，特别是乳腺癌。这对那些患癌前有适度饮酒习惯的女性来说是一个纠结的问题：酒精引起复发风险的弊端是否会大过其减少心脏病死亡风险的获利？现有的研究基本可以消除这一疑虑，罹患乳腺癌后摄入适度酒精的乳腺癌女性，死亡风险并未升高。一些研究甚至在报道提出，相比不饮酒的患者，适度酒精摄入（每日一杯）有降低死亡率的积极作用。目前已有数据表明，酒精对死亡风险的影响在乳腺癌女性患者中似乎和普通人群中相同。换言之，适度酒精摄入会轻度增加癌症死亡的风险，但是能大大降低心脏病的死亡风险，而后者是绝经期女性的主要死因。对全体女性而言，不论是否罹患乳腺癌，饮酒是一种以个人舒适度为准的选择，如选择饮酒，红酒似乎是最佳之选，它对几种癌症，尤其是结肠癌，负面作用较小，有时还有益。值得注意的

是，在遗传性结直肠癌患者中，红酒甚至与延长生存期有关。

食物，而不是营养品

癌症患者尤其青睐营养品，经常倾向尝试用不同的营养品组合来对抗癌症。有80%的患者服用一种或多种营养品，这一习惯在女性患者和受高等教育患者中尤为常见，以多种维生素、钙片、维生素D和抗氧化剂最受欢迎。

营养品的畅销并不表示它们在临床上有功效。大量检验了不同营养品疗效的研究表明，这些产品并不能改善癌症患者的预后或延长生存期，有些甚至增加死亡风险。例如，使用抗氧化剂或维生素A营养品既不降低乳腺癌和结肠癌癌症患者死亡率，也不增加延长生存期所需的营养和维生素。

此外，数项研究显示，类胡萝卜素营养品对癌症患者会有负效应。近期研究显示，乳腺癌女性服用此类营养品会使死亡率增高为一般情况的2倍，另一项早些的观察性研究证实β胡萝卜素会增加吸烟及饮酒人群结直肠腺瘤复发的

发生。同样的，接受放射治疗的头面及颈部癌症患者如摄入高剂量的维生素E（每日400国际单位），其死亡风险大大升高。

上述这些研究结果都阐明了大多数癌症患者生存率改善的程度。乳腺癌就是其中最好的一个例子，大量研究明确显示，一些简单的日常活动，如定期体育锻炼、保持体重、摄入丰富植物类食物——尤其是那些含有大量抗癌成分的——可以显著降低癌症复发及死亡风险（表12-2）。

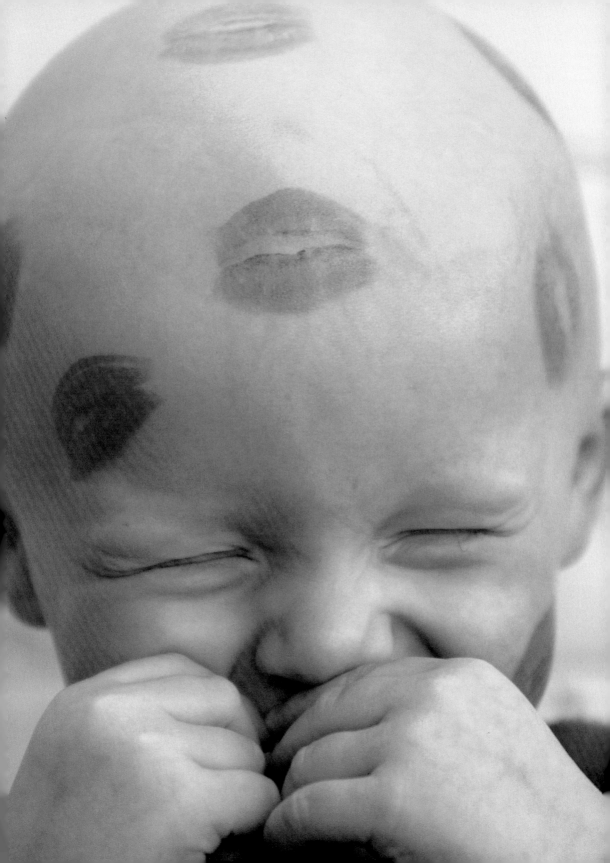

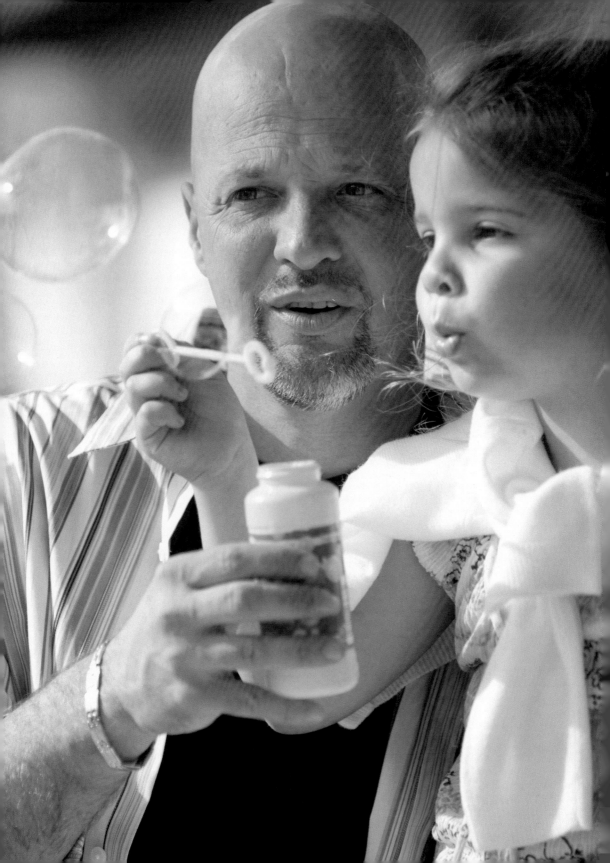

总　结

癌症是当今一些西方国家人口死亡的主要原因，据预计在不久的将来，约有50%的人群都有遭遇此病的风险。生活方式对于预防癌症战胜癌症的可能性有着极为特别的影响，一些看起来非常细微的日常习惯却能带来惊人的预防效果。我们不能被动地等到被诊断出疾病，才去重新评价我们的生活方式，才去培养能带给我们健康的习惯。

即使没有被临床证实患癌，我们每个人一生中其实也有许多自发的癌前病变。绝大多数情况下，生活方式决定它们是处于生长缓慢、微小、无害的状态，还是会反过来发展成成熟的肿瘤。人的机体具备与生俱来的抗癌能力，自身免疫机制创造不适合微小病变生长的环境，并抑制它们的发展，但这些防御机制必须保持在最佳状态，才能使肿瘤

处于休眠和良性状态。

因此，当面对癌症时，我们其实并不是像想象中那么无助。一些日常习惯对减少统计学意义上癌症发病的风险有巨大作用，我们应该将这些习惯培养起来。其预防的潜力相当惊人。根据估算，如果能把主流抗癌机构给出的防癌建议——就像这本书中所讲的——应用在日常生活中，大多数因癌症而发生的死亡是可以避免的。

对癌症幸存者来说，治疗干预后仍可以将命运掌握在自己手中，以切实的行动来增加他们长期生存的机会。培养上文所述的那些每个人力所能及的生活方式，可能在改善癌症生存方面起着非常重要的作用。

通过改变生活习惯来预防癌症、防止复发的确是我们抗癌之路上的一次革

命。过去，我们总是一味地靠药物去干预，期盼着发明更有效的抗癌疗法使得最终战胜癌症成为可能。然而，个人和整个社会仍面临着癌症带来的巨大压力表明：药物治疗具有局限性，若是单单依靠治疗这一种方法，并不能达到我们所期盼的目标。

预防癌症是一个现实而具体的观念。以我们现在所知，为了在这场斗争中战胜这个可怕的敌人，重视预防、积极采取预防措施是一个非常重要的补充手段，它将帮助我们减少患病风险，增加生存概率，并以尽可能最佳的生存质量活着。